Td 58.

T 2660.

RECHERCHES

MÉDICO-PHILOSOPHIQUES

SUR

LA MÉLANCOLIE.

IMPRIMERIE DE LE NORMANT, RUE DE SEINE, N° 8.

RECHERCHES

MÉDICO-PHILOSOPHIQUES

SUR

LA MÉLANCOLIE,

PAR MAURICE ROUBAUD-LUCE.

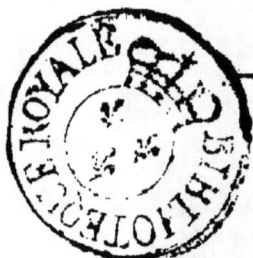

A PARIS,

Chez { LE NORMANT, Imprimeur-Libraire, rue de Seine, n° 8; GABON, Libraire, place de l'École de Médecine, n° 2.

A MONTPELLIER,

Chez SEVALLE, Libraire, Grand'Rue.

1817.

A

M. DUBERNARD,

DIRECTEUR

DE L'ÉCOLE DE MÉDECINE DE TOULOUSE,

PROFESSEUR DE CLINIQUE INTERNE,

MÉDECIN DE L'HOPITAL SAINT - JACQUES, etc. etc.

Hommage de ma reconnoissance.

MAURICE ROUBAUD-LUCE.

RECHERCHES

MÉDICO-PHILOSOPHIQUES

SUR

LA MÉLANCOLIE.

Définition de la Mélancolie.

LA mélancolie est caractérisée par un délire exclusif et chronique, sur un seul objet, ou sur une série particulière d'objets, avec un libre exercice des facultés intellectuelles sur tout ce qui est étranger à ces objets.

Cette affection est souvent accompagnée d'une tristesse profondément concentrée, d'un état d'abattement et de stupeur, et d'un

1

ardent amour de la solitude. Quelquefois
aussi elle excite, sans motif apparent, une
gaîté immodérée. *Videntur medici pro com-*
muni omnibus melancholicis symptomate fla-
tuisse metum cum mœstitiá. Tamen videtur non
semper et absolutè verum esse : nam ille de quo
Horatius narrat, lætabatur, dum in vacuo se-
dens theatro miros se audire tragœdos credebat ;
et in hoc solo delirabat, nam reliqua vitæ munia
recto more servabat. (Van Swieten.)

Différence entre la mélancolie et les autres vésanies.

La mélancolie et la manie ont tant d'affi-
nités, que la plupart des auteurs les ont
confondues. Il est cependant facile de les
distinguer.

La manie est caractérisée par un délire
universel, c'est-à-dire sur tous les objets.

La comparaison de la démence à la mélancolie offre des différences encore plus sen-
sibles.

Chez les personnes en démence, on re-
marque une succession d'idées confuses et

incohérentes, qui annoncent l'absence ou le sommeil du jugement.

Les mélancoliques, ayant d'abord conçu quelques idées disparates, c'est à ces idées qu'ils rapportent toutes les autres, ainsi que leurs affections, leurs raisonnemens, leurs déterminations; mais leur jugement existe.

Prenons pour exemple le mélancolique d'Athènes, *Trasylas*, dont parle *Héraclide* le Pontique : il s'imagine que tous les vaisseaux mouillés dans le Pyrée lui appartiennent. Tout ce qu'il allie avec cette idée porte l'empreinte du jugement ; l'illusion seule le rend faux.

« Les mélancoliques ayant joint mal à propos certaines idées, ils les prennent pour des vérités, et se trompent de la même manière que ceux qui raisonnent juste sur de faux principes. Après avoir converti leurs propres fantaisies en réalités par la force de leur imagination, ils en tirent des conclusions fort raisonnables. » (*Locke.*)

On distingue avec la même facilité l'idiot du mélancolique.

L'idiot ne raisonne pas. Le mélancolique raisonne faussement.

L'idiot est incapable d'attention. Le mélan‑
colique, au contraire, possède cette faculté ;
mais soumis à l'impérieux pouvoir des affections qui le subjuguent, il ne peut la diriger
au gré de ses foibles désirs.

L'idiot, réduit à une existence purement
machinale, n'a point de volonté. Le mélancolique a de la volonté ; mais ses actions, résultat d'une raison égarée, ne peuvent être
en harmonie avec l'ordre social.

L'affection de l'idiot, loin d'être même une
fausse association d'idées, est l'incapacité de
les former, occasionnée par l'absence totale
de la puissance intellectuelle. Il parle peu,
et ne met ni action, ni sentiment dans ses
paroles. Il prononce à peine quelques mots
mal articulés, et le manque absolu d'idées
est souvent la cause de son silence. Le mélancolique, livré à l'idée qui le domine exclusivement, garde le silence ; mais il jouit de
la faculté de penser.

L'idiot, n'ayant ni sensations, ni imagination, ni mémoire, ni jugement, ni même
l'instinct animal, est presque réduit, suivant
l'expression de *Haller*, « à la condition de la

» plante, comme si le cerveau étoit entière-
» ment vide d'images. »

L'idiot dort beaucoup, et voudroit dormir
continuellement. Le mélancolique dort peu.
Ses insomnies sont aussi opiniâtres que fréquentes. Lorsque, de loin à loin, la nature
épuisée succombe au pouvoir du sommeil, il
est bientôt agité, et souvent réveillé par des
rêves affreux.

Nous terminerons cette comparaison du
mélancolique et de l'idiot par un trait distinc-
tif, qui mérite d'être remarqué.

Les recherches d'anatomie pathologique
ont fait observer chez les idiots des vices de
conformation du crâne, qui n'ont jamais été
rencontrés chez les mélancoliques.

Il faut être doué de la plus grande sagacité
pour bien saisir les nuances qui distinguent la
mélancolie de l'hypocondrie.

Les auteurs les plus recommandables, accoutumés à traiter ces maladies, n'ont souvent établi que des systèmes fort obscurs.
Les mêmes causes, des écarts de la raison
presque semblables s'offrant au médecin, il

est difficile de ne point commettre d'erreur
en voulant débrouiller cette matière. *Sthal*
est peut-être le seul, dit M. le professeur
Pinel, qui apprenne à distinguer l'hypocondrie de toute autre maladie nerveuse, et qui
en ait exposé avec justesse et profondeur, le
caractère propre. M. *Pinel* le cite ; je me ser-
virai de sa version.

« L'hypocondrie, suivant *Sthal*, est l'assem-
blage ou la succession de symptômes singu-
lièrement variés et disparates ; sentiment de
tension, de pesanteur ou même de douleur,
sans une fièvre marquée, sans aucun type
particulier ; perversion plutôt que perte d'appétit ; flatuosités intestinales, tantôt retenues,
tantôt se frayant une issue bruyante ; resser-
remens spasmodiques, anxiétés qui s'aggravent par une vie inactive et sédentaire, ou
par des variations de l'atmosphère ; malaise
sans cause connue ; état vague de souffrance,
tantôt avant, tantôt après le repas, gonflement douloureux et quelquefois assez grave
dans l'hypocondre gauche ; exacerbation des
symptômes portée jusqu'à des écarts de la
raison, ou un désordre manifeste, fugace et

passager dans les idées., ce qui distingue l'hypocondrie de la mélancolie (1). »

Causes de la Mélancolie.

L'atrabile joue un grand rôle dans les ouvrages des anciens.

Galien, à la faveur de cette hypothèse,
créa un système qu'il prétendit propre à dé-
voiler les secrets de la nature, et à découvrir
la cause essentielle de la mélancolie. Que de
rêves enfanta son imagination, en admettant
cette humeur particulière, qu'il faisoit sé-
créter par la rate !

Rien n'étoit plus ingénieux, sans doute,
que de transporter l'atrabile dans le siége de
l'âme, de la rembrunir, et d'y placer la

---

(1) Mon ami , M. *Paban* , docteur en médecine ,
et membre de la Légion d'Honneur , dans une dis-
sertation sur l'hypocondrie , aussi purement écrite
que solidement pensée , a fort bien décrit cette vésanie ; j'emprunterois volontiers quelques-unes de
ses idées , si je ne craignois de blesser sa modestie ,
en le citant après *Sthal.*

source des idées sombres et lugubres, fidèles compagnes de la mélancolie.

La doctrine du médecin de Pergame a prévalu long-temps ; mais le flambeau anatomique, n'ayant pu découvrir ni le siége, ni les caractères distinctifs de l'atrabile, on a, enfin, rejeté l'existence de cette humeur comme une véritable chimère.

Quelques auteurs ont conservé ce nom à la bile même, parce qu'il est des maladies où elle paroît sous une couleur très-foncée et presque noire.

Les matières saburrales, putrides, vermineuses, qui remplissent l'estomac et les intestins ; et l'engorgement des viscères abdominaux, peuvent entretenir la mélancolie.

Baillou, *Schenckius*, *Diemerbroeck*, *Forestus*, *Th. Bartholin*, *Lorry*, *Bonnet*, *Perfect*, *Retz*, *M. Prost*, ont transmis un grand nombre d'observations, qui démontrent que, dans certains cas, le siége ou la cause de la mélancolie, se trouve dans les viscères de la région abdominale.

Divers systèmes ont régné tour à tour à cet égard dans les écoles. On y a successivement attribué la mélancolie et les autres maladies mentales,

A une disposition ignée et maligne des esprits;

A l'irritabilité du fluide nerveux, et à l'irrégularité de ses mouvemens;

A l'acide prédominant dans tous les fluides;

A des vapeurs qui s'élèvent de la rate ou du foie;

Enfin, à une infinité d'autres causes aussi subtiles.

J'abandonnerai tous ces systèmes erronés pour m'en tenir aux causes dont l'observation nous a prouvé l'existence.

CAUSES PRÉDISPOSANTES.

§ Ier. *Tempérament mélancolique.*

Le tempérament mélancolique, source féconde des écarts de l'imagination, est une des prédispositions les plus remarquables aux vésanies partielles.

Les êtres doués de ce tempérament ont une physionomie triste où sont empreintes à la fois la timidité, l'inquiétude, et une sen-

sibilité intéressante, qui commande la compassion. Non-seulement leur visage est pâle,
mais leur teint est souvent plombé. Ils ont
les yeux noirs, enfoncés, et pleins d'un feu
sombre, les sourcils épais, les cheveux clairs-
semés, onctueux et plats, le front sillonné de
bonne heure, la poitrine étroite et serrée, la
taille haute, mais grêle, le corps maigre et
presque décharné, les extrémités longues,
les fibres fortes, fermes et rigides ; le pouls,
habituellement petit, lent, dur et serré,
offre des inégalités ; le ventre est paresseux,
les excrétions sont épaisses, noirâtres, difficiles à évacuer.

Les personnes d'un tempérament mélancolique éprouvent un resserrement habituel
dans la région épigastrique. Le système nerveux, les viscères abdominaux, les organes
de la génération sont chez elles d'une sensibilité particulière, vive, extrême. Leur sommeil est pénible, et souvent interrompu ;
elles portent au plus haut degré le sentiment
du plaisir et de la douleur. La joie la plus
immodérée, l'abattement le plus sombre, le
désespoir le plus cruel, suivent assez fréquem-

ment, tour à tour, ces fortes affections de l'âme, qui font alternativement leurs délices ou leur tourment. Elles connoissent l'héroïsme de l'amitié et les fureurs de la haine.

L'amour, simple besoin pour la plupart des hommes, est pour elles une passion violente, mais essentiellement morale.

La société les gêne, les importune : elles y apportent un air sombre, farouche, rêveur, taciturne, une inquiète défiance, des soupçons ombrageux, des craintes chimériques. Elles préfèrent et recherchent avec avidité la solitude, parce que là, leur imagination vive, brillante, féconde, dégagée de toute contrainte, s'exerce et s'exalte au gré de leur affection dominante.

Les mélancoliques ont toute l'aptitude nécessaire pour cultiver avec succès non-seulement la peinture, la musique, la poésie, mais aussi toutes les sciences, surtout celles qui exigent de profondes méditations.

Aristote a observé que tous les grands hommes de son temps étoient mélancoliques. *Homines qui ingenio claruerunt*, dit cet illustre écrivain, *et in studiis philosophiæ, vel in*

carmine pingendo, vel in republicâ adminis-
trandâ, vel in artibus exercendis, melancholicos
esse videmus (Aristotelis, *problem. sect. XXX,*
quæst. III.)

« Il est extrêmement difficile, dit M. le
» professeur *Richerand*, de peindre le tempé-
» rament mélancolique d'une manière géné-
» rale ou abstraite. Le fond du tableau reste
» toujours le même. Les traits, excessive-
» ment nombreux, sont susceptibles d'une
» infinité de variations. Il vaut donc mieux
» recourir à l'histoire des hommes illustres
» qui l'ont offert dans toute sa vérité. »

L'histoire moderne nous fait connoître un
grand nombre d'hommes célèbres, en qui
l'on a remarqué les différens caractères du
tempérament mélancolique. C'est surtout en
Allemagne et en Angleterre qu'on en trouve
le plus. L'auteur de Werther (*Goëthe*), et
celui de la Vierge d'Abydos (lord *Byron*),
que ces nations placent, en quelque sorte, à
la tête de leurs littérateurs vivans, en présentent le type parfait. Les bornes que nous
nous sommes prescrites ne nous permettant
pas de donner ici des détails trop étendus,

nous appellerons seulement l'attention du lecteur sur *Th. Chatterton*, *J. J. Rousseau*, *Alfieri*, *Schiller* et *Zimmerman*, que l'on peut citer comme des exemples remarquables.

Th. Chatterton naquit à Bristol en 1752. Sortant à peine de l'enfance, son caractère étoit sombre, taciturne, inquiet, ardent, fier, indomptable, rempli d'amertume. Son génie, qui perçoit déjà, lui avoit inspiré, presqu'au berceau, le goût de la littérature. Mais né de parens peu fortunés et incapables de deviner le grand homme dans un enfant, il fut placé chez un procureur. Les insipides travaux de cet état lui parurent bientôt insupportables; et la violence de son caractère repoussant tout ménagement, il effrayoit souvent, par des idées et des projets de suicide, l'homme estimable qui faisoit d'inutiles efforts pour lui faire aimer de préférence les travaux utiles.

On trouva un jour le testament de *Chatterton*, où il annonçoit que le lendemain il mettroit un terme à sa cruelle destinée. Le procureur, craignant qu'il n'exécutât ce funeste projet, le renvoya. Le jeune homme prit alors la résolution de se rendre à Londres, où résident les plus riches particuliers, les plus habiles professeurs , les meilleurs juges du mérite et du talent.

Tout à coup la scène change à ses yeux. Il ne rêve plus que richesses, gloire, bonheur, renommée, immortalité. D'heureux commencemens lui donnent une certaine aisance ; mais bientôt sa fierté, son inflexible roideur, repoussent la main bienfaisante qui lui auroit assuré pour toujours un sort avantageux ; et il perd son illustre bienfaiteur.

Ce fatal événement mit *Chatterton* dans un tel désespoir que sa raison en fut presque égarée. Accoutumé à la sobriété par son amour excessif pour le travail, il fut encore forcé de retrancher à sa nourriture, et se réduisit au pain et à l'eau. Ses beaux ouvrages étoient si mal jugés , si mal payés, qu'ils ne pouvoient lui procurer l'absolu nécessaire.

Enfin, il se dégoûta d'une vie aussi misérable.

Après avoir passé deux jours sans manger, succombant aux horreurs de la faim, et pré-

férant la mort à la honte de solliciter, il s'em-
poisonna avec de l'arsenic, et mourut au
mois d'août 1770, avant sa dix - huitième
année.

Quelques jours avant sa mort, dans un de
ces momens où sa raison reprenoit son empire, il écrivit à sa mère : « Je vais aban-
» donner mon ingrate patrie. Je verrai cette
» sablonneuse Afrique où retentissent les ru-
» gissemens des tigres, mille fois moins im-
» pitoyables que les hommes. »

On trouva dans sa chambre des manuscrits
déchirés ; mais ses œuvres, monument impé-
rissable de sa gloire, furent alors recueillies
avec soin, réunies et imprimées. On en a fait
plusieurs éditions. La dernière est de 1803,
en 3 vol. in-8°.

« La physionomie de *Chatterton*, dit un de
» ses meilleurs historiens, étoit ordinairement
» sombre et pensive. Tout l'ensemble de ses
» manières exprimoit une sorte de timidité
» farouche. On remarquoit cette singularité
» sur son visage : c'est qu'un de ses yeux
» brilloit par intervalles d'une flamme ex-
» traordinaire, tandis que l'autre étoit tou-
» jours morne et abattu. »

Voici le jugement que M. *Suard* a porté sur les ouvrages de *Chatterton*.

« On trouve dans ses poésies une imagination forte et brillante, une heureuse invention, souvent une profonde sensibilité. Les meilleurs de ses ouvrages sont des satires écrites avec toute la verve d'amertume qui étoit dans son caractère. Ses autres poésies, consistant en morceaux détachés adressés à différentes personnes, sentent trop la recherche et l'affectation. Les morceaux de prose qu'il a insérés dans différens journaux sont agréables et piquans. Enfin, lorsqu'on songe à son âge, tout ce qu'on lit de lui, donne l'idée que *Chatterton* n'avoit pas besoin de mourir avant dix-huit ans, pour être regardé comme un des êtres les plus extraordinaires qui aient existé. »

La vie de l'auteur d'Emile est connue de tout le monde. Il me suffira, pour le peindre, d'emprunter quelques traits à la femme célèbre qui en a parlé avec autant de finesse que de vérité. « Il étoit né, dit madame de » Staël, pour la société de la nature, et non » pour celle d'institution. Tous ses ouvrages «

» expriment l'horreur que celle-ci lui inspi-
» roit. Il ne lui fut possible ni de la com-
» prendre, ni de la supporter. C'étoit un
» sauvage des bords de l'Orénoque, qui se
» fût trouvé heureux de passer sa vie à re-
» garder couler l'eau. Il étoit né contempla-
» tif, et la rêverie faisoit son bonheur su-
» prême. Son esprit et son cœur s'emparoient
» tour à tour de lui. Il vivoit dans son imagi-
» nation. »

Victor Alfieri naquit en Piémont vers le
milieu du siècle dernier. Un caractère presqu'indomptable et un amour outré de l'indé-
pendance lui firent passer ses premières années dans les contradictions et les tourmens.

Livré de bonne heure à lui-même, et
irrité des obstacles que sa volonté rencon-
troit à chaque pas, il rechercha le plaisir
avec fureur, et s'obstina dans sa négligence
pour l'étude, au point qu'à l'âge de seize
ans il ne se faisoit remarquer que par son
ignorance et ses écarts.

Ses jouissances étoient souvent accompa-
gnées de chagrins, que sa passion immodérée pour les chevaux pouvoit seule adoucir.

Né pour les excès en tout genre, *Alfieri* entreprit un long voyage, non pour acquérir des connoissances utiles, mais pour satisfaire le goût de dissipation qui anéantissoit toutes ses facultés.

Enfin, la lecture des beaux ouvrages dramatiques l'ayant profondément ému, il envia la gloire de leurs auteurs.

Dès-lors, il se sentit comme entraîné, et peu d'années lui suffirent pour s'illustrer dans cette noble carrière. C'est à sa plume énergique et brillante que l'Italie doit les plus belles tragédies qu'elle puisse offrir au monde littéraire.

Alfieri a écrit lui-même sa vie avec une franchise rare autant qu'estimable. Il s'y montre tel qu'il étoit, souvent agité par des sentimens et des passions qui vont jusqu'au délire. Sa tête romanesque, et en même temps capable des plus grandes méditations, caractérise bien le tempérament mélancolique qu'il avoit reçu de la nature, et qui atteignit le plus haut degré.

Schiller fut d'abord médecin. Naturellement doux et timide, il portoit dans la so ciété un air sombre qui sembloit repousser toute idée d'aménité, tout élan de familiarité amicale. L'arrivée d'une personne qu'il ne connoissoit pas le gênoit, le rendoit triste et presque muet. On ne se seroit pas douté alors que l'amour et l'amitié faisoient le charme de sa vie, et qu'il portoit dans ses attachemens tout le feu dont son âme étoit embrasée.

Dès que le cercle se trouvoit restreint à ses amis, à ses connoissances intimes, *Schiller* redevenoit tout lui-même, c'est-à-dire, extrêmement aimable. Sa conversation, vive, enjouée, étoit remplie de saillies et de traits piquans. Il devenoit l'âme de la société. Lorsqu'il en sortoit, la gaîté disparoissoit avec lui, et l'ennui venoit prendre sa place.

Une imagination brûlante lui donna le goût du théâtre, et l'Allemagne le compta bientôt parmi ses plus grands poëtes dramatiques. *Schiller* excella dans plus d'un genre. Ses nombreux admirateurs le regardent comme un des plus beaux ornemens de l'école romantique.

Il aimoit beaucoup les femmes. Ses senti-

mens pour elles tenoient quelquefois de la
vénération. C'est ainsi qu'à Leipsick il aima
deux sœurs avec un égal enthousiasme.

A Dresde, la plus belle femme de la Saxe
l'enchaîna, et depuis il chanta moins plato-
niquement la beauté. Quand il parloit de sa
nouvelle divinité, ses regards s'animoient, sa
tête s'exaltoit, et comme il travailloit à cette
époque à son *Carlos*, il fit passer tout le feu
de sa passion dans le cœur de son héroïne.

Son amour pour la liberté étoit tellement
excessif, qu'il ne pouvoit travailler les portes
étant fermées.

Les grands et riches tableaux de la nature,
l'aspect effrayant d'un torrent en furie, les
horreurs d'un violent orage, convenoient surtout à ses affections, à son tempérament émi-
nemment mélancolique, et au besoin continuel qu'il avoit de fortes émotions.

Schiller est mort en 1805 à Weimar, sa
patrie, orgueilleuse de son génie.

Zimmerman fut un des plus grands méde-
cins-philosophes du dix-huitième siècle.

Guidé par l'amour de l'humanité et l'ambition de la gloire, il se livra avec le plus vif

enthousiasme à l'étude de la médecine, et
voulut approfondir en même temps les principes de la morale, les bases de la législation, les richesses de la littérature.

Mais le tourbillon de la société ne pouvoit
plaire à l'homme qui ne cherchoit qu'à s'ins-
truire. Il alla souvent s'ensevelir dans la retraite, où rien ne venoit le distraire de ses
profondes méditations.

Cette continuelle et forte application de
l'esprit nuisit à sa santé. Une imagination
ardente et toujours active, les peines de l'âme,
des travaux excessifs, des veilles forcées,
enfin, le mauvais état de ses nerfs, toutes
ces causes renforcèrent sa constitution mélancolique.

La conduite de *Zimmerman* offroit à chaque
instant des disparates. Aussi fut-il quelquefois mal jugé par ces êtres dont l'âme froide
et insensible, ne pouvoit s'identifier avec la
sienne, toute de feu. « Mon pauvre *Zimmer-*
» *man*, disoit sa femme, en mourant, qui te
» comprendra ? »

Le mauvais état de ses nerfs empirant avec
l'âge, il déploie tantôt une force de caractère

étonnante, tantôt une pusillanimité excessive.

C'est ce même état de ses nerfs qui, au
moindre événement, le plonge dans la tristesse la plus déplorable, et altère ses traits
au point de le rendre méconnoissable.

Se promenant un jour, avec le célèbre
Tissot, hors des murs de Lauzanne, et ayant
été surpris par une pluie orageuse, dont ils
furent fort mouillés, *Zimmerman* vouloit que
son ami quittât le séjour de cette ville.

Ses chagrins et sa tristesse s'accrurent encore lorsque, par une suite de la révolution
qui avoit dévasté la France, il prévit que sa
patrie seroit en proie aux mêmes horreurs.
Ses maux furent bientôt à leur comble.

Sa fille périt, entre ses bras, d'une maladie
de langueur.

Son fils eut l'esprit aliéné.

Ces funestes événemens aggravèrent encore ses souffrances physiques et morales, et
portèrent son tempérament mélancolique à
son apogée.

§ II. *Hérédité.*

Qui viret in foliis , venit ab radicibus humor :
Sic patrum in natos abeunt cum semine morbi.
BABTISTA MANTUANUS.

L'hérédité doit être mise au nombre des causes les plus fréquentes de la mélancolie. Nous trouvons , à cet égard , des faits étonnans dans les ouvrages de *Forestus*, de *Schenckius*, d'*Hoffman* , de MM. *Pinel* , *Esquirol* , *John Haslam* , *Mason Cox* , *Perfect* , et autres médecins.

Les Ephémérides des Curieux de la Nature en fournissent aussi plusieurs.

Voltaire, dans ses Questions sur l'Encyclopédie , a transmis l'histoire d'une famille très-opulente , qui vit périr par le même genre de mort , et au même âge , le père et ses deux fils.

M. *Desèze* , dans ses Recherches physiologiques et philosophiques sur la sensibilité , parle d'un fait semblable.

J'ai observé moi-même une mélancolie héréditaire. Le père et deux enfans mâles ont mis fin à leur existence. Il ne reste de cette famille qu'une jeune personne qui annonce les mêmes dispositions.

§. III. *Ages.*

L'enfant éprouve des sensations très-multipliées. Tout est nouveau pour lui. Tout ce qu'il voit captive son attention. La mobilité de son caractère lui fait effleurer tous les objets : ses idées sont vives, mais sans suite. Le plaisir est son élément. Un rien fait naître et dissipe ses légers soucis, qui, toujours hors de lui, disparoissent avec les objets qui les ont produits. C'est ainsi que se passent les premières années pendant que les passions sommeillent encore.

L'homme, dans la première époque de sa vie, seroit peu enclin à la mélancolie sans la jalousie, passion en quelque sorte innée, qui vient souvent l'assaillir dès sa plus tendre enfance, et qui empoisonne toutes ses jouissances.

Cette passion, qui s'accroît toujours en se développant, le maîtrise au point de lui

causer des insomnies , de l'amaigrir. Le
simple soupçon d'un rival suffit pour le tour-
menter, pour l'aigrir , lui faire répandre des
larmes, et le mettre en fureur.

Saint Augustin , après avoir décrit les funestes effets de cette erreur de l'âme , qui,
par sa fixité et sa permanence, cause un vrai
délire mélancolique , ajoute : *Imbecillitas
membrorum infantilium , innocens est , non
animus infantium, vidi ego , et expertus sum ze-
lantem parvulum , nondum loquebatur , et in-
tuebatur pallidus amaro aspectu collactaneum
suum.* (D. Aureliani Augustini *Confessiones,
lib. I, cap.* 7 , §. 1.)

A mesure que l'enfant s'approche de la
puberté , ses idées s'agrandissent, ses affections prennent un nouvel essor , acquièrent
plus d'énergie, et se portent sur d'autres
objets.

A cette époque, les vices de l'éducation ,
en égarant le cœur et l'esprit, peuvent pré-
disposer à la mélancolie.

Un philosophe suisse , M. *Meister*, dont
les écrits respirent, en général, une morale
douce et de bons sentimens , s'est écarté

quelquefois de cette marche tutélaire.. **Dans**
ses Etudes sur l'homme, publiées en 1804,
il s'est déclaré sectateur d'une doctrine dé-
solante pour les enfans. Il veut qu'on les
coutume à la peine et à l'ennui.

Loin d'indiquer cette funeste méthode ,
son cœur et sa raison auroient dû la réprouver.

De tels principes, une philosophie aussi austère, sont surtout dangereux pour ces jeunes
êtres qui, nés avec la constitution mélancolique, ne s'abandonnent que trop aux idées
noires. Donnez à ces enfans l'éducation favo-
rite du philosophe de Zurich, vous augmen-
terez irrésistiblement leur penchant à la taci-
turnité, et vous les verrez, à la fleur de l'âge,
en proie à tous les maux que la mélancolie
traîne à sa suite. Je vais citer, à l'appui de
ce raisonnement , plusieurs faits remarquables.

Forestus, ce grand observateur, donne
l'histoire de deux fils d'une femme d'Almaër,
qui , réunissant aux caractères extérieurs du
tempérament mélancolique la disposition héréditaire à la mélancolie, furent attaqués

de cette maladie par suite d'une éducation extrêmement sérieuse.

Lorry parle d'un enfant devenu mélancolique par les traitemens sévères de son professeur.

J'ai recueilli moi-même une observation de ce genre.

L'enfant dont je vais rapporter l'histoire fut placé, à l'âge de huit ans, dans une petite pension de son village. Tout annonçoit en lui d'heureuses qualités. Son esprit étoit vif; son cœur excellent. Comme tous les enfans, il aimoit les jeux de son âge, et s'y faisoit quelquefois remarquer par de jolies espiégleries.

Le maître, sévère et très-dur, s'impatienta des gentillesses de son élève, l'accabla, sans sujet, de réprimandes, de punitions, et fit ainsi changer son caractère.

L'enfant perdit bientôt son enjouement, il repoussa les plaisirs qui, naguères, avoient tant de charmes pour lui. Il devint soucieux, taciturne, et ne voulut plus travailler. Il montra tant de fermeté dans sa résolution, que ses parens furent obligés de le mettre

dans une autre pension. Il avoit alors onze
ans.

Ses nouveaux maîtres, instruits de la méthode barbare du premier, et plus habiles
que lui, employèrent d'autres moyens. L'enfant fut traité avec douceur et ménagement,
et l'on s'aperçut d'un changement heureux ;
mais on ne put détruire toutes les mauvaises
impressions, les vicieuses habitudes, fruits
de sa première éducation. Il montra toujours
beaucoup d'opiniâtreté dans ses déterminations.

Cependant, satisfait des égards qu'on avoit
pour lui, il y répondit en travaillant avec
une application soutenue, et l'on jugea qu'il
pourroit devenir un sujet distingué, en diri-
geant adroitement les affections de son cœur,
et le travail de son esprit.

Il étoit depuis deux ans dans cette nouvelle pension, lorsque ses parens l'en reti-
rèrent pour l'emmener avec eux à Paris,
où ils alloient se fixer. L'enfant fut alors placé
dans une maison d'éducation de la capitale.

A peine y étoit-il entré, qu'il fut sévère-
ment puni pour une faute qu'il n'avoit point

commise. Cette injustice le révolta, et dans le premier mouvement de sa colère, il laissa échapper la menace d'attenter aux jours de celui qui avoit ordonné sa punition.

Cette menace lui coûta cher. Sans prévenir ses parens, qui le chérissoient tendrement, on l'enferme dans une prison où on le tint huit jours au pain et à l'eau.

Dès qu'il eut été mis en liberté, il ne songea qu'au moyen de s'évader, et il y réussit. Il étoit, alors, neuf heures du soir.

Il court chez sa mère, se précipite dans ses bras, la serre contre son cœur, en versant un torrent de larmes, lui raconte avec l'accent du désespoir l'injuste et cruel traitement qu'il vient d'éprouver, l'embrasse de nouveau, et lui disant un éternel adieu, lui annonce que son existence lui étant à charge, il va y mettre fin, en se jetant dans la Seine.

La mère cherche en vain à détourner son fils de cette horrible idée. Heureusement le père arrive en ce moment. Il parle avec force, mais avec ménagement. L'un et l'autre engagent l'enfant à prendre du repos. Sa tendresse pour eux l'emporte sur les pas-

sions qui l'agitent, et déjà il paroît un peu
calmé par la promesse qu'ils lui font de ne
plus le mettre en pension.

Le lendemain, l'enfant fut abattu, triste,
taciturne ; les douces consolations de ses
bons parens ne firent aucune impression sur
lui. Il mangea peu ; la nuit suivante, il dor-
mit à peine deux ou trois heures. Son état fut
à peu près le même pendant huit jours.

Le neuvième, la mélancolie se déclara.
L'enfant refusa toute espèce de nourriture,
disant sans cesse que son maître ne pouvant
plus le tyranniser par lui-même, il s'entendoit avec un génie malfaisant pour l'empoi-
sonner.

Les soins de la tendresse et ceux de l'art
lui furent continués avec les plus grands mé-
nagemens. Mais ce ne fut qu'au bout de deux
mois qu'on parvint à le rendre entièrement à
la raison. Ses parens, fidèles à leur promesse,
ne voulurent plus le perdre de vue : ils eurent
le bonheur de trouver un précepteur digne
de leur confiance et de l'attachement de leur
enfant chéri.

Le sujet de cette observation est encore à

Paris. Il s'y fait distinguer par les plus aimables qualités, et rend grâces tous les jours
à ses parens de lui avoir donné un véritable
ami dans son instituteur.

L'âge de la jeunesse est l'époque où les
passions primitives exercent leur plus grand
empire.

Voyez ce jeune homme qui n'a point encore reçu les leçons de l'expérience. Il s'élance
dans la région des chimères. Son imagination
ne lui offre que des tableaux séduisans, enchanteurs. Son âme, trompée par toutes sortes
d'illusions, se livre à tous les excès. Brûlant
d'un amour excessif, il espère toujours faire
naître un sentiment égal au sien ; et, ne jugeant
que d'après son cœur, il est heureux par la
certitude qu'il a de son bonheur futur.

Si ces prestiges rians viennent à s'évanouir,
les peines, les chagrins remplacent ces idées
de félicité, que, dans sa candeur, il croyoit
éternelles.

Alors, il s'afflige, se tourmente, s'aban-
donne au désespoir. Alors survient l'aliénation mentale.

L'érotomanie est l'apanage de la jeunesse.

Lorsque la partie religieuse de l'éducation a été poussée trop loin, la mélancolie ascétique attaque assez fréquemment, à cette époque de la vie surtout, les jeunes personnes.

Le vague des passions, dans l'adolescence, est une cause manifeste de la mélancolie.

Cet état de l'âme, opposé à celui que je viens de décrire, produit la douleur de la vie, et porte au suicide. Personne n'a si bien approfondi ce sujet que M. *de Chateaubriand*, dans son épisode de *René*, morceau le plus parfait de son *Génie du Christianisme*. Voici comment il s'exprime :

« Il est un état de l'âme qui, ce nous semble, n'a pas encore été bien observé : c'est l'état qui précède le développement des passions, lorsque nos facultés, jeunes, actives, entières, mais renfermées, ne se sont exercées que sur elles-mêmes, sans but et sans objet. Plus les peuples avancent en civilisation, plus cet état du vague des passions augmente, car il arrive alors une chose fort triste ; le grand nombre d'exemples qu'on a sous les yeux, la multitude de livres qui traitent de

l'homme et de ses sentimens, rendent habile sans expérience. On est détrompé sans
avoir joui ; il reste encore des désirs, et l'on
n'a plus d'illusions. L'imagination est riche,
abondante, merveilleuse ; l'existence pauvre,
sèche et désanchantée. On habite avec un
cœur plein un monde vide ; et, sans avoir usé
de rien, on est désabusé de tout.

» L'amertume que cet état de l'âme répand
sur la vie est incroyable ; le cœur se retourne
et se replie en cent manières, pour employer
des forces qu'il sent lui être inutiles. Les anciens ont peu connu cette inquiétude secrète,
cette aigreur des passions étouffées qui fer-
mentent toutes ensemble : une grande existence politique, les jeux du gymnase et du
Champ-de-Mars, les affaires du Forum et
de la place publique, remplissoient leurs
momens, et ne laissoient aucune place aux
ennuis du cœur. »

Dans l'âge mûr, les passions changent
d'objet et prennent un autre caractère. Elles
deviennent en quelque sorte sociales.

A cette époque, l'ambition, l'amour désordonné des richesses, des honneurs, s'em-

parent de l'homme, et l'aiguillonnent sans cesse. Il porte toutes ses idées, tous ses sentimens sur l'objet favori qu'il désire exclusivement.

Cependant, son imagination est froide. Éprouve-t-il des contrariétés, des refus, des mortifications, il paroît calme et tranquille, lorsque les chagrins l'accablent, lorsque la rage le dévore.

On pourroit appliquer à l'homme adulte ce que *d'Alembert* disoit de *Condorcet* : «C'est un volcan couvert de neige. »

La virilité est l'époque de la vie où la mélancolie fait le plus de ravage.

Dans la vieillesse, les humeurs perdent une partie de leur âcreté. Les solides, au contraire, acquièrent beaucoup plus de densité et de roideur. Les idées et les penchans n'ont point d'énergie. L'imagination n'a plus ni éclat, ni chaleur : *In animalibus hebescit usus animæ densitate corporis*, a dit *Macrobe*. Aussi, dans la vieillesse, les dispositions à la mélancolie s'affoiblissent beaucoup, quelquefois même elles disparoissent entièrement.

§ IV. *Sexe.*

La femme est douée d'une sensibilité prompte, vive, légère.

Elle cède aux moindres impressions avec beaucoup de rapidité.

L'inconstance de ses goûts et la mobilité de ses désirs ne lui permettent pas de s'élever à ces idées profondément abstraites, qui commandent une attention suivie, concentrée.

Elle est justement effrayée des travaux qui exigent trop de réflexions.

Pour se tenir, en quelque sorte, dans le cercle que la nature a tracé autour d'elle, la connoissance superficielle des objets qui l'entourent lui suffit.

Le système de ses affections ne présente pas ce type d'énergie, de force, de violence, qui caractérise celles de l'homme.

La femme seroit donc moins sujette à la mélancolie, comme le pensoient *Aretée* (1),

---

(1) *De morb. acut. et diut.* Augustæ Vindelicorum, 1627, *pag.* 58.

Cœlius Aurelianus (1), et plusieurs autres anciens, si des causes, qui n'ont nulle influence sur l'homme, ne la rendoient souvent susceptible de cette maladie.

A combien de révolutions est exposé, dans le cours de sa vie, cet être tendre et délicat !

La première éruption des règles ;

Leur retour périodique ;

La grossesse et ses diverses époques ;

L'accouchement et ses suites ;

La cessation du flux menstruel, et les accidens de ce temps critique :

Telles sont les causes qui exaltent la sensibilité et l'imagination de la femme d'une manière prodigieuse.

Il est donc plus d'un argument contre l'opinion des anciens.

Les désordres moraux, suite fréquente des variations remarquables que subit l'organisation de la femme, la religion, l'amour, la jalousie, la crainte, la frayeur, agissent dif-

---

(1) *De morb. acut. et chron.* Amstelœdami, 1555, *pag.* 339.

féremment, plus puissamment, plus promptement sur elle que sur l'homme.

Voilà, peut-être, ce qui a porté *Zimmerman*, M. *Odier*, et autres médecins modernes, à assurer que la femme est plus sujette que l'homme à la mélancolie.

Si les relevés faits depuis un demi-siècle,
dans les établissemens formés en Europe,
étoient fondés sur la distinction des différentes espèces de folie, il seroit possible de
parvenir à une assez juste appréciation.

Les femmes du dix-neuvième siècle doivent
être plus disposées à la mélancolie que celles
du temps où vivoient *Aretée* et *Cœlius Auré-
lianus.*

L'étude prématurée et excessive d'une musique mélodieuse, attendrissante, volup-
tueuse, qui énerve par ses fortes émotions ;

L'état de solitude, d'oisiveté, de mollesse,
dans lequel beaucoup de femmes passent
leur temps ;

Les sociétés qu'elles fréquentent dès l'âge
le plus tendre ;

Les spectacles ;

La lecture continuelle des romans qui n'offrent jamais qu'une nature factice,

Sont, aujourd'hui, autant de causes manifestes de la mélancolie, ignorées de l'antiquité.

Dans un ouvrage uniquement consacré à des recherches sur la mélancolie, j'ai dû présenter avec exactitude la triste nomenclature des causes particulières aux femmes.

Après avoir rempli ce sévère devoir, j'en acquitterai, avec plus de plaisir, un autre moins pénible.

J'unirai ma foible voix à celle de nombre d'hommes illustres, justes admirateurs des vertus des femmes, de leurs excellentes qualités, de la rectitude de leur jugement, de la perfection et du charme de leurs talens.

Ne pouvant entrer ici dans les détails qui se présentent en foule à l'appui de ces glorieux témoignages, je dirai seulement,

Que les noms des *Sombreuil*, des *Cazotte*, des *Delleglace*, rappelleront toujours le dévouement le plus sublime de l'amour filial;

Que les savans ouvrages de la marquise du *Châtelet*, de Mmes de *Lambert*, *Da-*

cier, de *Staël*, ont démontré que la morale ; la métaphysique, les mathématiques, l'érudition, pouvoient briller du plus vif éclat sous la plume des femmes ;

Qu'on n'oubliera jamais les lettres de Mme de *Sévigné*, les idylles de Mme *Deshoulières*, les élégies de Mme *Dufresnoy*, les romans de Mme de *la Fayette* et de Mme *Cottin;*

Enfin, que nous devons aux femmes notre bonheur le plus parfait, et que les souffrances physiques et morales auxquelles leur frêle organisation les expose, leur donnent un droit de plus à nos tendres soins pour les consoler, les secourir, et adoucir leurs peines. J'ai pu leur paroître sévère, mais je me suis laissé entraîner par le désir et l'espoir de leur être utile.

§ V. *Climat et Saison.*

La température sèche et brûlante des pays méridionaux, en abattant les forces musculaires, en stimulant le système sensitif, en augmentant la vitalité cérébrale, exagère les passions d'une manière prodigieuse, donne plus de vigueur à l'imagination, la rend plus active, plus ardente, et produit, enfin, la mélancolie.

Suivant les observations des voyageurs, des médecins surtout, qui ont visité différentes contrées de la terre, les affections mélancoliques se rencontrent fréquemment dans l'Asie-Mineure, parmi les Arabes Bédouins et les habitans du Bengale, dans les Etats d'Alger, de Tunis, de Maroc, en Palestine, dans la Haute-Egypte, en Sicile, dans la Morée, dans l'Arcadie.

Suivant *Bourgoing*, elles sont très-multipliées dans la sablonneuse Andalousie.

La mélancolie se manifeste aussi dans les pays où le ciel est souvent caché par les brouillards.

Le climat sombre et nébuleux de la Grande-Bretagne fait contracter à l'âme des habitudes tristes qui repoussent les idées gracieuses et riantes. Les productions lugubres de cette nation sont en partie les fruits du climat. On s'aperçoit, en lisant les poésies d'*Ossian*, que ce barde chantoit au milieu des brouillards de la Calédonie.

Les affections mentales, si communes en Angleterre, doivent être attribuées en partie à l'humidité de l'atmosphère, et aux variations continuelles de la température.

Quelques écrivains à paradoxes ont nié l'influence du climat.

D'autres, par un excès contraire, lui ont attribué, exclusivement, la fréquence des aliénations mentales, et surtout de la mélancolie.

Le climat de la Grande-Bretagne dispose à la mélancolie, et les mœurs de ses habitans renforcent cette disposition.

Les boissons spiritueuses dont ils abusent chaque jour, une nourriture trop succulente et trop abondante, des richesses immenses qui ne laissent aucune place aux désirs, des spéculations commerciales trop étendues, des travaux d'esprit trop abstraits, la vie sérieuse et monotone des quakers, la dévotion trop exaltée des méthodistes, la forme d'un gouvernement propre à favoriser tous les excès, un caractère sombre qui fait trouver d'autant plus de charmes aux productions, qu'elles sont plus tristes, les ma-

riages fréquens et inconsidérés entre personnes qui, héréditairement mélancoliques,
transmettent cette maladie à leurs enfans :
telles sont les causes de cette affection, qu'il
seroit difficile de révoquer en doute.

Hippocrate et les médecins de tous les
siècles assurent que l'automne est la saison
qui produit le plus d'affections mélancoliques.

« L'automne, dit *Cabanis*, est d'autant
plus fertile en maladies de ce genre, qu'il
succède à des chaleurs plus sèches et plus
ardentes, et qu'il est lui-même plus humide,
ou plus froid et plus variable. Durant cette
saison, la nature offre un aspect désolant,
Tout dispose à la rêverie. Les passions tristes
prennent un nouvel essor, et la mélancolie
survient. »

§ VI. *Susceptibilité nerveuse.*

Parmi les causes de la mélancolie, on ne
doit pas oublier cette grande susceptibilité
nerveuse, si bien appréciée par *Lorry*, écrivain dont les observations sont aussi justes

et lumineuses , que son élocution est pure , élégante et harmonieuse. Nous rapporterons l'histoire d'une jeune femme qui nous offre le type parfait de la sensibilité la plus exaltée.

« *Tenerrima fuit mulier quæ quindecim annos nata , ab infantiá delicatula et tenuis , cute roseá et candidissimá , cum cruciatibus ante annum menstrua passa erat. Hæc crudá forsan et nondum matura , viro militari nupta , absentiam ejus ægerrimè tulit , metuque hostium atque amore forsan inexpleto mœrens , solitudinem amavit , et hominum consortia fugiens , tristem pascebat animum horrendis quos metuebat eventibus. Unde mobilitas summa acquisita , cui favebant , postea reduce marito , partus bini , ætate , me saltem judice , nimium tenerá , unde partús nixibus distractæ partes novam acquisivére teneritudinem , adeòque mobilitatem et exquisitum sensûs acumen. Cui dum indulget , eò sensim devecta est , ut lapillus ex altitudine mediocri cadens , illam illicò convelleret , et spasmis artuum , orisque distraheretur , hinc factum , ut dum omnes à convulsionibus excitandis cavent , favent dis-*

3

positioni adaugendæ ; itaque res eò deducta ut
cibus intra ventriculum immissus, omnia abdo-
minis viscera convelleret, unde demùm phti-
sicæ, obeundum fuit cum delirio melancholico
et convulsionibus. (Lorry , *de melancholiâ et*
morbis melancholicis, tom. 1 , pag. 73.) »

§ VII. *Imagination.*

« Il est vraisemblable, dit Montaigne, que
» le principal crédit des visions, des enchan-
» temens, et de tels effets extraordinaires,
» vient de la puissance de l'imagination. »

On doit considérer cette faculté comme la
cause la plus ordinaire de plusieurs espèces
d'aliénation.

En effet, les prestiges de l'imagination, en
se multipliant, peuvent présenter les peines
de la vie au travers d'un prisme lugubre, ou
créer des êtres fantastiques : alors, ils enfan-
tent la mélancolie.

On raconte que *Spinello*, peintre, né à
Arezzo, en Toscane, vers la fin du 14ᵉ siècle,
ayant peint la chute des mauvais anges, représenta Lucifer sous les traits d'un monstre
si hideux, qu'il en fut saisi d'effroi.

Une nuit, le Diable lui apparut tel qu'il étoit dans son tableau, et lui demanda, d'une voix menaçante, où il l'avoit vu pour le rendre aussi horrible.

Le pauvre *Spinello*, se réveillant en sursaut, et tremblant de tous ses membres, pensa mourir de frayeur. Depuis ce rêve fatal, il eut l'esprit si troublé, qu'il se croyoit toujours poursuivi par ce même diable sorti de ses pinceaux.

L'ingénieux *Darwin* a recueilli des faits curieux et piquans : j'en citerai deux au hasard.

Une dame âgée d'environ trente ans, douée d'une sensibilité exquise, d'une imagination très-vive, et dont l'esprit étoit agréable et cultivé, se persuade un jour qu'un ange est venu lui annoncer qu'elle pourroit se dispenser de prendre des alimens pour vivre. Remplie de confiance dans cette vision fantastique, elle s'obstine à refuser toute nourriture, et meurt bientôt des suites d'une erreur aussi bizarre.

Une autre dame, étant à sa toilette, croit entendre une voix qui lui crie : *Repentez-vous, si vous voulez que vos péchés vous soient remis,*

Son imagination lui retraçant toujours le même objet, elle finit par tomber dans la mélancolie (1).

§ VIII. *Oisiveté.*

Je dois exposer ici les tristes effets de l'oisiveté.

Les Turcs, les Perses, les Indiens, les Siamois, et autres peuples de l'Orient, accoutumés à une vie molle et oisive, sont enclins à la mélancolie. Cette maladie exerceroit chez eux les plus grands ravages sans l'opium dont ils font un fréquent usage.

Suivant les voyageurs, qui ont le mieux observé les coutumes et les mœurs de ces peuples, l'opium les tire de leur apathie, leur donne de l'activité, de la gaîté, et leur rend cette précieuse faculté de penser, qu'une honteuse paresse tenoit en captivité.

Cependant M. *Ananian*, médecin arménien, établi à Constantinople, s'est assuré

---

(1) *Zoonomia, or the Laws of organic life, by* Dr Erasmus Darwin. London, 1801, *vol.* IV.

que ceux qui prennent cette substance en trop grande quantité, au lieu de prévenir la mélancolie, finissent par y tomber.

En France, comme partout ailleurs, les gens riches jouissant de toutes les aisances de la vie, et passant leurs jours dans une molle oisiveté, sont plus enclins à la mélancolie que le peuple.

Dans les classes inférieures, un travail continuel entretient la force du corps, la vivacité de l'esprit, la liberté des sens. Il met obstacle aux passions, rend les désirs plus durables et les jouissances plus piquantes.

§ IX. *Travaux littéraires.*

« Si la nature nous a destinés à être sains, » a dit l'auteur du fameux discours sur l'iné- » galité des conditions, j'ose presque assurer » que l'état de réflexion est un état contre » nature, et que l'homme qui médite est un » animal dépravé. »

Je trouve dans *Voltaire* une pensée plus juste et plus philosophique : « L'âme est un

» feu qu'il faut nourrir, et qui s'éteint s'il ne
» s'augmente. »

Les travaux de ce grand homme, constamment soutenus jusqu'au bout d'une très-
longue carrière, sont une excellente preuve
de la justesse de sa réflexion et de la bonté
de son système.

Les fastes littéraires nous présentent une
foule d'hommes illustres qui offrent des
exemples aussi frappans que celui de *Voltaire.*

On se plaît généralement à croire que
l'exercice de l'âme est aussi nécessaire à la
vie que celui du corps, et que l'étude ne devient dangereuse que par une attention trop
prolongée.

L'âme ne peut pas toujours être fixée sur des
choses sérieuses. Des travaux assidus deman-
dent quelque relâche, et il faut, en quelque
sorte, cesser de penser, pour goûter les plaisirs.

Cet excellent précepte de *Lucien* contient
une vérité très-utile. Les savans en conviennent ; mais, entraînés par l'amour de la
science, ils négligent cet avis salutaire.

L'homme qui cherche à se rendre utile à
ses semblables, en consacrant à leur bien-

être, à leur bonheur, ses veilles et ses facultés, acquiert une solide gloire, et mérite la reconnoissance de la postérité.

Le désir de cette gloire n'a rien de commun avec l'amour – propre déplacé et les divers genres d'ambition intéressée. C'est, au contraire, une vertu qu'on pourroit appeler grandeur d'âme.

Si l'excès dans les travaux de l'esprit n'altéroit le physique et le moral, il faudroit encourager cette louable émulation. Malheureusement, l'amour de l'étude porte le germe d'un poison, lorsqu'on ne peut plus le contenir.

Tel étoit le sentiment de *Pythagore* ; il pensoit que les sciences ne sont recommandables qu'autant qu'elles servent à combattre, à modérer les passions, et qu'elles deviennent passion elles-mêmes quand leur étude est portée à l'excès.

Les facultés intellectuelles se troublent, dès que le flambeau de la raison n'éclaire plus nos travaux. *Boërhaave* a dit, dans un de ses savans ouvrages, que l'estomac étant affoibli par l'étude, le mal peut dégénérer en mélancolie, si l'on porte les méditations sur des vérités transcendantes qui fixent et captivent l'attention au point de concentrer toutes les idées sur un seul objet.

Toute méditation profonde, (dit *Zimmerman*, qui parloit surtout d'après sa propre expérience) exige qu'on s'arrête long-temps sur l'objet qu'on examine, qu'on le résolve en tous ses points, que l'on considère ses parties en détail, et dans leurs rapports avec le tout, qu'on ne se laisse détourner de cet examen par aucune idée étrangère.

Dans ce cas, la profondeur des réflexions conduit à la mélancolie.

Zimmerman appuie son raisonnement de faits remarquables ; nous nous bornerons au suivant :

« Je me suis trouvé, dit-il, jusqu'à l'âge de dix-huit ans, dans un collége où l'on enseignoit la philosophie de la manière la plus sèche et la plus ennuyeuse. Quelques-uns des écoliers les plus distingués devinrent entièrement stupides ; plusieurs perdirent l'usage de la raison ; d'autres, enfin, devinrent bossus. Quant à moi, je fus assez heureux

pour n'y rien apprendre. Notre professeur
étoit un homme fort pieux, très-instruit,
rempli d'honneur. Il trouvoit les ouvrages
de *Wolff* trop courts, trop laconiques. Il em-
ployoit une grande partie de son temps à les
commenter, à les étendre. Il ne lui fallut pas
moins de huit ans pour enseigner la métaphysique ; et ce travail excessif le fit tomber dans
la mélancolie. »

Forestus, Schenckius, Boerhaave, **M.** *Pinel*,
les médecins anglais, ont rapporté plusieurs
exemples d'affections mélancoliques produites
par une étude trop opiniâtre.

Une sensibilité exquise, une imagination
brillante, la flamme du génie, la solidité du
raisonnement, peuvent s'allier avec la mélancolie.

*Le Tasse, Pascal, P. Jurieu, Swammerdam,
Spinello, J. J. Rousseau, Gilbert, Bordeu,
Zimmerman, Mozard, Cowper*, et nombre
d'autres hommes célèbres dans les sciences
physiques et morales, et dans les beaux arts,
furent victimes de cette maladie.

§ X. *Religions.*

Les doctrines ou croyances, les institu-
tions religieuses, ont trop d'influence sur les
facultés physiques et morales, pour ne pas
les placer parmi les causes de la mélancolie :
que de faits on pourroit citer en faveur de
cet axiome !

Beaucoup de personnes d'un esprit foible,
égarées par une piété vive, tendre, exaltée,
par une superstition aveugle, s'abandonnent
aux idées les plus chimériques, aux craintes
les plus alarmantes, et se trouvent, enfin,
attaquées par l'affection mélancolique.

M. *Pinel*, dans son Traité médico-philosophique sur l'aliénation mentale, a fait
connoître une foule de faits étonnans produits par une religion mal entendue.

MM. *Moreau de la Sarthe* et *Esquirol* en
ont aussi fait remarquer plusieurs.

Nous en devons un grand nombre à *Cheyne*,
Ferriar, *Th. Arnold*, *Cullen*, *Alex. Crichton*,
Erasme Darwin, *J. M. Cox*, *William Perfect*,
médecins anglais.

Loin de nous l'idée d'attaquer l'esprit des

diverses religions ; mais il nous est permis de désirer que les âmes dévotes ne confondent pas la superstition avec la religion. La saine morale, fortifiée par les lumières de la raison, doit réprouver ces écarts de l'imagination, et ne sauroit trop les combattre.

§ XI. *Solitude.*

Il est des êtres passionnés pour lesquels la solitude est dangereuse.

La prédominance du système nerveux, des sens exquis et très-délicats, une imagination facile à émouvoir, sont autant de causes qui rendent susceptible des impressions les plus vives, et en même temps fortes et durables.

La solitude, jointe à une vie oisive, monotone, et sans dissipation, entretient les penchans à la mélancolie ; car l'âme porte alors toutes ses facultés sur un seul objet.

Un jeune homme d'une sensibilité extrême, doué d'une âme ardente et passionnée, ombrageux à l'excès, aigri par les travers dont il est sans cesse le témoin, ulcéré par les injustices et les persécutions qu'il éprouve, se

plonge dans les méditations les plus bizarres.

Le tableau de la société lui fait horreur. Il
préfère la nature sauvage au monde civilisé.
Il veut fuir ses semblables, et va s'ensevelir
dans une profonde solitude.

Un intime ami le rend à la raison ; mai
bientôt un nouvel accès rouvre ses blessures.
Ce tendre ami, lui-même, lui devient odieux,
et la solitude accroît l'amertume de ses sen
timens.

La mélancolie s'empare alors entièrement
du jeune misantrope, qui ne songe, dès c
moment, qu'à se donner la mort. Il étoit su
le point de porter sur lui une main homicide
lorsque ce même ami arriva à temps pou
empêcher ce malheur. Ce modèle de la plu
constante amitié témoigna tant d'affection '
son ami, qu'il parvint, enfin, non-seulemen
à le tirer de sa solitude, mais à dissiper totale
ment son excessive mélancolie.

Le jeune homme dont je viens de raconte
l'histoire, actuellement âgé de vingt-six ans
a éprouvé une révolution morale qui a chang
son tempérament. Il est maintenant étonn

des écarts de son imagination ; aussi froide aujourd'hui qu'elle étoit ardente.

Le judicieux *Zimmerman*, dans un excellent ouvrage sur les avantages et les inconvéniens de la solitude, considérée sous le double rapport de l'esprit et du cœur, offre plusieurs exemples d'affections mélancoliques produites par une retraite trop profonde.

§ XII. *Musique*.

Il est des instrumens et des airs qui exercent une influence toute particulière, soit pour produire la mélancolie, soit pour la guérir.

Suivant *Gumilla* et *Haller*, les sauvages des bords de l'Orénoque ont des instrumens, qui prédisposent à la mélancolie, et qui sont inconnus aux autres peuples.

L'harmonica a occasionné des effets non moins étranges.

Il y a six mois, un jeune homme enclin à la mélancolie, par vice héréditaire, aimoit cet instrument au point d'en jouer souvent une partie de la journée, et de quitter son lit la nuit pour se livrer encore à cette dange-

reuse jouissance. Un jour sa sœur apprit, par
une lettre de lui, que les effets extraordinaires
de l'harmonica, en renforçant sa disposition
à la mélancolie, l'avoient enfin porté à se
suicider.

Je connois une très-jeune dame qui a res-
senti, à trois époques éloignées les unes des
autres, de violentes commotions dans tout le
système nerveux, suivies d'un délire avec
tendance au suicide.

Ce délire, qui a duré, la première fois,
six jours; la seconde, quatre; et la troisième,
onze, a été occasionné par deux ou trois airs
de l'opéra de *Nina*. Cette dame, qui aime
beaucoup la musique et le spectacle, n'é-
prouve jamais des souffrances de ce genre,
même aux pièces analogues à celle de *Nina*.

L'on connoît l'amour des Suisses pour
leur patrie.

En France et en Hollande, avant la révolution, on avoit défendu, *sous peine de mort*,
de jouer devant les soldats suisses, le *Ranz
des vaches*. Cet air, chéri de leur nation,
faisoit naître en eux un tel désir de revoir
leurs champs fortunés et leur humble chau-

mière (1), que l'impossibilité de le satisfaire les faisoit succomber sous le poids d'une profonde mélancolie.

Les Ecossais éprouvent les mêmes sensations, les mêmes sentimens, en entendant la cornemuse de leur pays.

(1) Tel un enfant de la libre Helvétie
Goûtoit loin d'elle, au printemps de sa vie,
D'un nœud charmant l'innocente douceur.
Le ranz du pâtre un jour se fit entendre.
A ces accens, si connus de son cœur,
Mal du pays, mal douloureux et tendre !
Dès l'instant même il ressent ta langueur.
Le lac d'azur, le châlet, la prairie,
A sa pensée ont apparu soudain ;
Il voit déjà, dans l'horizon lointain,
Fumer les toits de sa chère patrie.
Il reconnoît cette chaîne de monts
Qui, dans les airs, lèvent leur tête blanche,
Et croit ouïr, dans les ravins profonds,
Mugir long-temps la bruyante avalanche.
En vain l'amour gémit : le lendemain,
Abandonnant la plaintive étrangère,
De la montagne il reprend le chemin,
Et s'en retourne au pays de sa mère.

MILLEVOYE, *Alfred*, poëme, ch. II, p. 42.

CAUSES OCCASIONNELLES.

§ Ier. *Des Passions en général.*

Les passions douces et modérées sont la source des plus délicieuses jouissances : *Zimmerman* disoit qu'elles sont les doux zéphirs à l'aide desquels nous devrions conduire notre nacelle sur l'océan de la vie.

Les passions violentes, effrénées, opiniâtres, empoisonnent nos plaisirs, et causent nos plus grands malheurs.

Voltaire a exprimé, avec un talent admirable, une réflexion très-philosophique :

Je veux que ce torrent, par un heureux secours,
Sans inonder mes champs, les abreuve en son cours.
Vents, épurez les airs, et soufflez sans tempêtes !
Soleil, sans nous brûler, marche et luis sur nos têtes !
Discours sur la Nature du Plaisir.

Si l'homme, peu satisfait des passions douces et modérées, se laisse entraîner par la fougue de son imagination, il tombe dans des erreurs graves qui minent le physique et le moral.

« Alors les passions ne sont qu'un accès

continuel qui agite les membres de la société, au lieu d'être comme un souffle léger, propre à leur inspirer un mouvement modéré ; elles ont acquis un tel degré en se choquant, qu'elles ne forment plus qu'une tempête affreuse, ou plutôt elles sont devenues un feu dévorant qui consume l'espèce humaine (1). »

Je n'établirai point de discussion sur le siége et le mécanisme des passions. Les théories que nous avons sur ce sujet, plus subtiles, plus ingénieuses que solides, m'entraîneroient dans un labyrinthe obscur. Mon but, d'ailleurs, n'est pas de concilier les opinions émises depuis les premiers temps jusqu'à nos jours.

Des philosophes de l'antiquité, parmi lesquels on distingue *Epicure* et *Lucrèce*, avoient placé le siége des passions dans le cœur.

Bacon l'établit dans l'estomac. *Van Helmont* et *Woodeward* partagèrent l'opinion du grand-chancelier de Vérulam.

Lacaze, *Bordeu*, *Buffon*, en fixèrent le centre au diaphragme.

---

(1) *Roussel*, Système physique et moral de la Femme, 5ᵉ édit., pag. 67.

Lecat soutint ensuite qu'il étoit dans le plexus solaire.

D'autres physiologistes l'ont placé dans les ganglions du grand sympathique.

La doctrine la plus générale considère le cerveau comme le siége primitif.

Le mécanisme des passions nous offre autant de doutes.

Walther l'attribue à la contraction des fibres musculaires.

Wieussens, *Willis* et *Lecat* ont cru l'expliquer en le faisant dépendre du relâchement et du resserrement des vaisseaux sanguins par les plexus nerveux.

Sthal et ses sectateurs le considèrent comme l'effet de la prévoyance du principe vital, qui s'efforce de surmonter un obstacle.

Je craindrois de m'égarer en cherchant à approfondir, à comparer ces divers systèmes. L'objet vraiment intéressant et nécessaire, c'est l'influence des passions sur la mélancolie. Je vais donc indiquer celles que l'on doit regarder principalement comme causes de cette affection, et j'essaierai de faire connoître leurs effets.

§ II. *Joie.*

La joie, agréable situation de l'âme, causée par la possession d'un objet vivement désiré, ou par l'espoir d'en jouir sans obstacle, éclate par des transports et des ravissemens qui tiennent de l'ivresse.

Ce sentiment délicieux brille dans les yeux et sur le visage. Le regard est étincelant, la face animée. L'impression se communique à toutes les parties du corps, le sang circule avec plus de liberté ; la transpiration est augmentée.

Si la joie est immodérée, si elle est portée à son plus haut période, elle devient funeste en occasionnant un grand nombre de maladies, quelquefois même la mort (1).

_____

(1) *Diagoras*, de Rhodes, ayant emmené aux jeux olympiques ses fils *Acasilas* et *Damagète*, tous deux furent proclamés vainqueurs, et ceignirent le front de leur père du laurier qu'ils venoient d'obtenir, en triomphant aux combats du Ceste et du Pancrace. Ils le portèrent ensuite sur leurs épaules, en faisant le tour du cirque, au milieu des peuples de la Grèce, qui, accourus en foule à Olympie, pour assister à la pompe des jeux, répandoient des

Cælius Aurelianus (*op. cit. lib.* 1. *cap.* 5.)
nous apprend que la joie occasionnée par
une grande fortune produit la mélancolie.

Le docteur *Hall* avoit observé à Bethlem,
hospice de Londres, consacré aux aliénés,
beaucoup de personnes devenues mélanco‑
liques, après s'être enrichies dans les mers
du Sud, ou par le fameux système de *Law* (1).

§ III. *Amour.*

L'amour est de toutes les passions celle qui
a le plus exercé la plume des poëtes, des phi‑
losophes et des médecins. Leurs systèmes,
féconds en aperçus brillans et ingénieux,
s'écartent souvent de l'opinion commune.

Omne adeò genus in terris hominumque, ferarumque,

---

fleurs sur leur passage. Cet heureux père, enten‑
dant crier de toutes parts : Mourez, *Diagoras !* mou‑
rez ! car vous n'avez plus rien à désirer, succombe
à l'excès d'une joie si vive, et expire au sein de la
gloire et du bonheur. — Pausaniæ *Descriptio Græ‑
ciæ* ; Auli Gellii *Noctes atticæ* ; Ciceronis *Prima
Questio tusculana.*

(1) Richardi Mead *Opera*, *edente* Lorry, *tom.* H,
pag. 48. — William Perfect, *Annals of insanity,
fifth édition*, *pag.* 311.

Et genus æquoreûm , pecudes , pictæque volucres
In furias ignemque ruunt : Amor omnibus idem.

Le sentiment de *Virgile* est emprunté à une
secte philosophique de la Grèce.

Une autre secte , également célèbre, qui
avoit pris aussi naissance dans cette patrie
primitive des lumières , professoit une opi‑
nion bien différente sur l'amour.

Suivant sa doctrine , cette affection étoit
toute sentimentale. Elle consistoit dans une
sympathie secrète de l'âme , qui repoussoit
tous les désirs charnels.

Platon étoit le chef de cette secte. D'après
son système , l'amour étoit un plaisir pur,
un sentiment noble , sublime, céleste, espèce
d'amitié qui dérivoit de la perfection de
l'esprit.

Ces deux opinio ns , tout–à–fait opposées ,
en franchissant les siècles, ont été également
soutenues avec force et enthousiasme.

Des philosophes modernes, parmi lesquels
on voit *Buffon* et *Zimmerman*, dégradent cette
passion en lui refusant les plaisirs moraux,
et ne voyant en elle que l'union des deux
sexes par l'appétit , l'ivresse, le tumulte des
sens.

D'autres philosophes, où se font remarquer les Allemands, loin de placer cette affection au nombre des désirs animaux, la considèrent comme une volupté morale.

Ces conclusions ne sont pas tirées de la vraie nature de l'amour. Elles sont la suite erronée d'une fausse théorie, ou d'un préjugé moral. Elles ont trouvé un redoutable adversaire dans l'ingénieux *Crichton*, justement comblé d'éloges par deux des plus grands médecins du siècle, MM. *Pinel* et *Sprengel*.

L'amour purement sentimental est une erreur, un travers, un vice même de l'esprit et du cœur, que la nature réprouve.

Darwin et *Dumas*, en parlant de cette forme morale que lui donnent les platoniciens, s'élèvent contre leurs rêveries, qu'ils traitent de délire.

D'un autre côté, l'amour entièrement physique dégrade l'homme. C'est méconnoître son vrai caractère que de borner son empire aux seuls plaisirs des sens.

Je pense, néanmoins, qu'il ne faut pas porter trop loin l'influence morale.

La raison nous ordonne de ne nous laisse

éblouir ni par les idées anti-platoniques que
Buffon a développées avec tant d'éloquence,
i par le système que le philosophe athénien
résente sous des couleurs si séduisantes.

Elle nous fait voir dans l'amour l'heureux
élange d'un plaisir physique, inspiré par
a nature, et d'un sentiment moral, fruit de
a société ; et elle nous fait trouver dans cette
ouble jouissance, le bonheur de l'âme, avec
ous les attraits de la volupté.

L'amour offre des plaisirs purs ; il ouvre
le nouvelles sources de bonheur, quand la
odération le dirige.

Il cesse d'embellir la vie, s'il en occupe
ous les instans.

Il devient funeste dès qu'il porte trop loin
os penchans et nos désirs. La sollicitude, la
eur, les soupçons, la jalousie, la joie, la
louleur, enfin, le désespoir, s'emparent,
our à tour, de l'âme. Toutes les pensées se
ixent sur l'objet aimé. On ne dort plus ;
n néglige les affaires et les devoirs sociaux.
n n'écoute même plus le besoin des alimens,
n recherche la solitude pour y méditer sans
istraction. Un jeune homme de ma con-

noissance, éprouvant toutes les angoisses de l'amour le plus passionné, se promenoit continuellement les bras croisés, la tête penchée sur la poitrine. Ses mouvemens, ses gestes exprimoient l'inquiétude, l'agitation. Insensible à tout ce qui étoit étranger à l'objet de son attention, il étoit tellement abstrait, qu'il ne me voyoit pas, quoique je marchasse à ses côtés, en faisant beaucoup de bruit. Il rêvoit, nuit et jour, à une amante infidèle, et qu'il n'en aimoit pas moins ardemment.

L'excès de cette passion porta *Lucrèce* à se donner la mort, troubla la raison du *Virgile* toscan, et fit mourir de langueur le poëte *Léonard.*

L'amour violent, contraint ou malheureux, cause souvent la mélancolie (1).

_____

(1) La tête a un commerce intime, réciproque, essentiel avec le bassin ; et quoique ces deux cavités, distantes l'une de l'autre, diffèrent essentiellement par la dissemblance de leurs fonctions, lorsqu'on les examine à part, elles ne peuvent cependant être frappées du moindre changement, sans qu'aussitôt elles ne le partagent. Un objet agréable excite des impressions voluptueuses sur les sens, et porte le

Un jeune homme égaré par un amour mal-
eureux étoit sous le joug d'une illusion si
uissante, qu'il voyoit sa maîtresse dans
haque femme qui venoit à Bicêtre. Il leur
onnoit à toutes le nom de *Marie-Adeleine*,
t ne cessoit de leur parler de son amour dans
es termes et avec l'accent les plus passionnés.

J'ai vu, dans les environs de Paris, une
emoiselle que la même cause avoit mise
ans un état à peu près semblable à celui de
e jeune homme.

L'abbé *Millot*, dans son Histoire des Trou-
adours, rapporte que *Guillaume de la Tour*
evint fou en perdant sa maîtresse, qu'il
imoit à l'excès. Convaincu, dans sa folie,
u'elle n'étoit pas morte, il la cherchoit par-

entiment du désir dans le cerveau. Celui-ci, en
onséquence de cette sensation, agit sur les parties
énitales, leur communique l'ébranlement amou-
eux : et cet ébranlement, subordonné aux influences
orales, se trouve quelquefois étouffé par une mau-
aise disposition de l'esprit, une erreur de l'imagi-
ation, une inquiétude de l'âme, en un mot, une
irection des puissances cérébrales, contraire au
esoin naturel qui le provoque. (*Dumas.*)

4

tout. Au bout d'un an, il mourut du chagrin de ne pas la trouver.

« Un jeune homme, dit M. *Pinel*, ne peut obtenir la main d'une personne dont il est éperdument amoureux, et il voit ses offres rejetées avec dédain par les parens. Il devient taciturne, insensible à tous les plaisirs, et ne se nourrit que de soupçons et de présages sinistres. Il s'emporte pour les causes les plus légères, et retombe tour-à-tour dans le découragement et les dernières perplexités. La société de ses amis lui est de plus en plus à charge, et il finit par un vrai délire mélancolique. »

L'on sait que le vénérable M. *Thouin* nous a donné dans le septième volume de la Décade philosophique, littéraire et politique, la description de la maison des fous d'Amsterdam.

En parcourant cette maison, ce savant vit une femme qui inspiroit plus que de la compassion.

Jeune encore, d'une taille avantageuse et d'une figure charmante, ses longs cheveux blonds et bouclés naturellement descendoient jusqu'à sa ceinture, et couvroient en partie

un sein d'une blancheur éblouissante; elle
n'avoit pour tout vêtement qu'une simple
chemise liée autour des reins par les rubans
d'un court jupon, qui laissoit voir à nud ses
jambes : couchée nonchalamment sur son lit,
elle étoit plongée dans une profonde mélancolie. Le concierge lui parla en hollandais
pour l'inviter à se lever et à venir à ses gui-
chets; elle lui répondit d'une voix douce et
sensible, se couvrit de sa couverture lorsqu'elle s'aperçut que M. *Thouin* la regardoit,
et détourna le visage. C'est une victime de
l'amour, dit le concierge, à M. *Thouin* : elle
a été abandonnée de son amant après avoir
mis au monde un enfant, gage d'une union
qu'elle avoit cru devoir être éternelle. L'homme
qui l'a réduite à cet état horrible, ajoute M.
Thouin, est un être bien coupable ! je vou-
drois que pour sa punition il fût obligé de
passer sa vie dans la loge qui fait face à celle
de sa trop malheureuse victime.

« Ce sont quelquefois des agitations con-
centrées sans cesse renouvelées, et une sorte
de combat intérieur entre les penchans du
cœur, et des scrupules religieux, qui peuvent

4.

amener un délire mélancolique. Une jeune fille de seize ans, élevée dans des principes sévères, est placée chez un ouvrier pour y apprendre la broderie. Elle y reçoit d'abord les prévenances d'un jeune homme du même âge, et se trouve exposée à toutes ses agaceries; des sentimens de piété qu'elle doit à son éducation se réveillent encore avec force, et il s'établit une sorte de lutte intérieure avec les affections du cœur. La mélancolie succède avec toutes ses craintes et ses perplexités. »

(*Pinel*, Traité médico-philosophique sur l'aliénation mentale, deuxième édition, page 38.)

§ IV. *Tristesse.*

La tristesse, compagne ordinaire des grandes afflictions, repousse les plaisirs et la gaîté : elle montre, par des signes faciles à saisir, les souffrances de l'âme accablée sous le poids de la douleur.

L'homme en proie à cette affection a le visage décoloré et les yeux abattus. Son esprit, sans cesse absorbé dans les mêmes idées, devient inquiet; son sommeil est souvent interrompu et troublé. L'épigastre éprouve un resserrement douloureux.

Si la tristesse dure long-temps, et qu'elle soit profondément gravée dans l'âme, elle attaque et altère les facultés intellectuelles, favorise les névroses cérébrales, et donne lieu à la mélancolie, comme l'a fort bien observé le père de la médecine : *Metus et tristitia, si diù perseverent, melancholicum idipsum.*

§ V. *Crainte.*

La crainte, affection inquiète excitée dans l'âme par l'attente d'un mal qu'il semble impossible d'éviter, est une émotion funeste qui anéantit la force du cœur, effraie l'homme, le décourage, et l'accable de maux réels, précurseurs des maux souvent chimériques, que son imagination appréhende sans cesse.

La crainte empoisonne tous les biens de la vie : elle ravit le repos et l'espérance; elle ôte le jugement, si, toutefois, ce n'est pas le défaut de jugement qui l'a produite; elle fait perdre l'usage des sens; elle obscurcit l'entendement, trouble l'imagination, engendre les maladies de l'esprit, et produit la mélancolie.

Un jeune homme, dit M. *Alibert* (1), en fut tellement frappé pendant le cours de la révolution, qu'il en conserva une sombre mélancolie, assez opiniâtre pour résister à tous les remèdes.

Darwin publie une observation curieuse; la voici:

« Un prêtre, dans un repas auquel assistoient des personnes fort joyeuses, avala, par l'effet du hasard, le cachet d'une lettre qu'il venoit de recevoir. Un des convives s'apercevant qu'il donnoit des signes d'une assez grande surprise, lui dit, en plaisantant, que le cachet lui boucheroit le ventre.

» Le prêtre, affecté de cette idée, pendant plusieurs jours, finit par tomber dans la mélancolie. Dès lors, il refusa tous les alimens qui lui furent présentés, répondant à ceux qui lui demandoient le motif de cette obstination: « Je sais que rien ne peut plus passer » à travers mes intestins. »

(1) Elémens de Thérapeutique et de Matière médicale, 3ᵉ édit., tom. 2, pag. 40.

» Peu de jours après, il mourut de faim. Telle fut la fatale suite de la crainte que lui avoit occasionnée une innocente plaisanterie. »

Je trouve dans les œuvres de *Henri de Heers*, le fait suivant :

« La femme d'un gentilhomme liégeois avoit eu quatre enfans, et toujours un heureux accouchement. Elle devint grosse pour la cinquième fois. Plus elle approchoit du terme, plus on voyoit augmenter la crainte qu'elle avoit conçue d'y trouver la fin de son exis-tence. Profondément pénétrée de cette idée, elle employa tout son temps à se préparer à la mort. On eut beau lui représenter que cette crainte étoit chimérique, ridicule, dange-reuse même ; elle s'obstina à croire qu'elle devoit mourir le huitième mois. Elle fit son testament ; et soixante - dix-sept jours après on la trouva morte dans son lit. Une diseuse de bonne aventure lui avoit dit de se bien garder d'avoir cinq enfans, parce qu'elle périroit à la cinquième grossesse. »

§ VI. *Frayeur et Terreur.*

Les plus grands désordres peuvent être la

suite de la frayeur et de la terreur, passions accablantes qui abattent le courage, jettent le corps dans un tremblement universel, le font frissonner, et troublent la pensée. Les fonctions intellectuelles sont fréquemment dérangées par ces violentes affections. Aussi n'est-il point rare de voir survenir la mélancolie.

Tissot (Mal. des nerfs, tom. 3, pag. 405.) rapporte qu'une paysanne robuste étant descendue, au moyen d'une corde, dans une caverne assez profonde, pour y chercher un animal égaré, en sortit folle, et n'a pu être guérie.

Personne n'ignore l'événement qui fit tomber *Pascal* dans la mélancolie. Il seroit inutile de le rappeler.

« On a reçu dans l'hospice de la Salpêtrière, à des époques différentes et dans un court espace de tems, trois jeunes filles devenues aliénées, l'une par le spectacle d'un prétendu fantôme vêtu de blanc, que des jeunes gens avoient offert pendant la nuit à sa vue; l'autre par un coup violent de tonnerre à une certaine époque du mois; la troi-

sième par l'horreur que lui inspira un mauvais lieu où elle avoit été introduite par ruse. »
(*Pinel*, ouv. cit. pag. 27.)

L'illustre *Van-Swieten* (1) rapporte un fait
très-remarquable, je le transcris avec les
observations qui le précèdent.

*Ingens et subita turbatio mentis per terrorem
summum imprimit sensorio communi tam forti-
ter novam ideam, ut sæpe nullo modo postea deleri possit; tunc miseri tales nil cogitant nisi
hoc unicum, etiam inviti et obluctantes, atque
in pessimam melancholiam incidunt. Vidi hoc
in muliere, quæ subito de nocte perterrita, dum
fures fenestram cubiculi effringere moliebantur,
semper ac ubique metuebat insidias, et in primo
somni limine cum summo terrore evigilabat,
licet novisset domesticos excubias agere singulis
noctibus : nunquam potuit deleri ille terror, im-
primis circa vesperam ; tunc enim incipiebat
tremere, pallescere, undique circumspicere, insidias metuens, sicque brevi in pertinacissimam
melancholiam incidit.*

___

(1) *Commentaria in* Hermanni Boerhaave *apho-
rismos*, Parisiis, 1769, in-4°; *aphor.* 1108, *tom.* III,
pag. 503.

§ VII. *Ambition.*

L'ambition, la plus active, la plus insa-
tiable des passions, tourmente la plupart
des hommes. Celui qui veut briguer les honneurs et captiver la fortune, consume sa vie
dans les désirs.

Une inquiétude presque continuelle, des
chagrins cuisans et multipliés, la jalousie,
l'envie, la haine, sont les inévitables compagnes de ses jouissances immodérées et fugi-
tives.

A peine l'ambitieux a-t-il réussi dans un
projet, qu'il en forme de plus téméraires.
Son imagination, toujours bercée par des
rêves enchanteurs, lui promet l'avenir le plus
heureux. Il jouit déjà des hommages de ces
vils intrigans qui flattent sans cesse son orgueil.
Il se croit tout permis pour arriver à son but.
Les bassesses même ne lui répugnent pas ; et
lorsqu'il a atteint le haut degré de prospérité
auquel il aspiroit, il y trouve peu de charmes,
parce qu'il en voit un encore plus élevé (1).

(1) Une excellente leçon pour l'ambitieux qui se
laisse éblouir par l'éclat des honneurs, par l'amour

Si l'ambitieux éprouve des revers, s'il perd
les dignités qui, seules, lui donnoient de la
considération, il est bientôt abandonné de
ses vils adulateurs. Alors, le monde lui devient insupportable ; les regrets l'assiégent ;
les remords le poursuivent. Il rougit, il gémit du repos et de l'obscurité qui l'attendent,
et la vie n'est plus pour lui qu'un tourment
continuel.

Toutes ces causes peuvent avoir la plus
grande influence dans la production de la
mélancolie.

On aura la preuve de ce que j'avance, si

---

des richesses , c'est l'épitaphe qu'un homme élevé
au faîte des grandeurs , le comte *de Tessin* , ministre
du roi de Suède, ordonna , quelques instans avant
de mourir, de placer sur sa tombe : *Tandem felix* !
Cicéron , *Sénèque* , *Boëce* , *Grotius* , parvinrent
aux plus grandes dignités ; et ils y passèrent dans
l'agitation et l'amertume des jours que la paisible
culture des lettres auroit embellis.

Venti agitant celsis positas in montibus ornos ,
A quibus in mediâ tuta est arbuscula valle.
Sic et opes agitant majora pericula magnas :
Tutior angustos comitatur vita penates.

MURET.

l'on consulte les registres des établissemens consacrés aux aliénés. .

CAUSES PHYSIQUES.

Je passerai très-légèrement sur les causes physiques dont je n'ai point encore fait mention. J'en parlerai plus au long dans le traitement.

Galien, *Dulaurens*, *Lorry*, *Tissot*, *Zimmerman*, *Pomme*, et plusieurs autres médecins, ont pensé, d'après leurs observations, que la mélancolie peut être occasionnée,

Par l'excès habituel des alimens salés, glutineux, grossiers, et généralement de tous ceux qui sont de difficile digestion ;

Par l'abus des narcotiques, des alcoholiques, des boissons chaudes et échauffantes, telles que le chocolat, le café, le thé.

Hippocrate, *Celse*, *Forestus*, *Schenckius*, *Tissot*, *Zimmerman*, *Lorry*, *Cabanis*, M. A. *Petit*, MM. *Pinel*, *Esquirol*, et les médecins anglais, ont compté parmi les causes de la mélancolie,

L'onanisme ;

Les jeûnes austères ;

Les macérations ;

L'excès ou la trop grande privation des plaisirs de l'amour ;

La suppression d'une évacuation quelconque ;

Celle du flux hémorroïdal, des menstrues, d'un exutoire, etc. etc.

SYMPTOMES.

On considère comme mélancolique celui qui, pendant un temps indéterminé, mais ordinairement assez long, porte constamment un faux jugement sur un objet vers lequel il dirige ses raisonnemens toujours correspondans à leur origine erronée, tandis que dans les autres opérations de l'entendement, il raisonne et agit conformément aux lois de la saine raison. (1)

_____

(1) *Si riscontra la melancolia con una forma di raziocinio erroneo parzialmente, perchè dispendente da un falso principio posto, ed insieme adottato per base del giudizio; ed a cui, come ad un centro, tendono tutti i discorsi, legittimamente condotti, e procedenti, ma erronei, perchè in principio, da cui provengono, non corrisponde alla verità, del resto le azioni, ed i raziocinj, che non hanno interesse con questo prin-*

Il est deux espèces de mélancoliques. Je parlerai d'abord de ceux en qui l'on voit un air sombre, rêveur, taciturne, avec l'habitude de l'abattement et d'une consternation douloureuse.

Ceux-ci ne se livrent ni à la joie, ni à la gaîté. La dissipation, les divertissemens, loin de les amuser, les ennuient, les contrarient, les irritent, et augmentent leur tristesse.

Le visage est immobile, inanimé. Les yeux sont caves et enfoncés, le teint jaunâtre, quelquefois même noirâtre, la transpiration est supprimée, la peau est aride; mais les extrémités des membres sont froides et constamment baignées d'une sueur froide.

L'esprit devient morose et irascible ; ils n'aiment que la vie solitaire ; ils se défient des personnes qui leur étoient les plus chères ; le tableau de l'avenir se déroule à leurs yeux sous un aspect effrayant. Ils tremblent, ils

---

cipio, corrispondono alle nozioni della ragione, ed alle testimonianze dei sensi. (Vincenzio Chiarugi della Pazzia in generale ed in spezie, trattato medico-analitico ; con una centuria di osservazioni. Firenze, 1793, in-8°., tom. I, pag. 35.)

frissonnent même au moindre danger, et quelquefois sans cause.

Ils ne peuvent goûter les douceurs du repos. Leur sommeil est agité, et sans cessé inter—rompu par les rêves les plus sinistres. Aussi sont–ils sujets à des veilles opiniâtres. M. *Es-quirol* a observé que s'ils passent une bonne nuit, le lendemain ils sont plus malades, plus sombres, plus délirans (1).

Ce triste état de l'âme peut avoir la plus grande influence sur le système digestif, en pervertir les fonctions, au point d'exciter une voracité extrême, ou de permettre une longue abstinence (2).

_____

(1) Cette observation de M. *Esquirol* est con-signée dans la Séméïotique de M. *Landré-Beau-vais*.

(2) J'ai lu dans la *Décade philosophique , littéraire et politique* , une observation mémorable sur la longue abstinence d'un mélancolique. Cette obser-vation a été recueillie par les ordres et sous les yeux de M. le professeur *Desgenettes* , par M. *Alexandre Ballin* , chirurgien à l'hôpital militaire de Paris. Son étendue ne me permettant pas de la rapporter , je placerai ici un fait très-remarquable, que l'on trouve dans l'histoire de l'Académie royale des sciences,

Dans certains cas, le sang circule avec difficulté, et la sécrétion de la bile ne se fait pas comme dans l'état de santé.

___

année 1769, et dans l'ouvrage de M. *Hufeland*, intitulé : l'*Art de prolonger la Vie humaine.*

« Un officier, après avoir essuyé beaucoup de dé-sagrémens, tomba dans un accès de mélancolie, dans lequel il résolut de se laisser mourir de faim ; et il suivit son plan si fidèlement, qu'il passa quarante-cinq jours sans rien manger : seulement, le cin-quième jour, il demanda de l'eau distillée ; on lui donna une demi-chopine d'eau-de-vie d'anis, qui lui dura trois jours. On lui représenta que c'étoit trop : alors il n'en mit dans chaque verre d'eau que trois gouttes, et la même quantité lui dura trente-neuf jours. Alors il cessa de boire, et ne prit rien du tout pendant les huit derniers jours. Dès le trente-sixième il fut obligé de rester couché ; et ce qu'il y a de remarquable, c'est que cet homme, du reste extrêmement propre tant que dura son jeûne, ex-hala une très-mauvaise odeur, suite du défaut de renouvellement de ses sucs, et de la corruption qui en résultoit ; et sa vue même s'affoiblit. Toutes les représentations avoient été inutiles, et on le regar-doit déjà comme perdu, lorsque le hasard ranima en lui la voix de la nature. Ayant vu un enfant en-trer avec une beurrée, ce spectacle excita en lui un appétit si violent, qu'il demanda instamment de la

Il est des mélancoliques d'une espèce différente.

Ceux-ci ne sont point tourmentés par ces
préoccupations tristes et douloureuses qui
conduisent par degrés au désespoir, à l'abnégation de la vie. Ils sont, au contraire,
gais et animés dans leur délire. Ils ne fuyent
point la société; ils aiment à parler, et
montrent beaucoup de vivacité dans leurs
affections.

Bacon et plusieurs autres écrivains célèbres,
ont pensé que la folie favorise la longévité.

MM. *Crichton*, *Esquirol*, *Monro*, etc. etc.
professent une opinion contraire, fondée sur
une longue suite d'observations.

Outre les symptômes généraux que présente la mélancolie, il en est d'autres qui

soupe. On lui donna, de deux en deux heures,
quelques cuillerées de bouillie de riz; peu à peu
on lui donna des alimens plus nourrissans, et
sa santé se rétablit, quoique lentement. Il est
intéressant de remarquer que, tant qu'il jeûna,
il fut exempt de délire; mais dès que la nourriture lui eut rendu l'usage de ses forces, son
cerveau se dérangea de nouveau, et toutes ses idées
absurdes reparurent. »

caractérisent particulièrement chaque variété.
En mettant sous les yeux du lecteur les principales variétés avec ordre, je tâcherai de
faire ressortir les symptômes qui leur sont
propres.

Mélancolie gaie (MELANCHOLIA MORIA
d'*Erasme*, de *Sauvages*, de *Crichton*).

Cette mélancolie, produite ordinairement
par la vanité personnelle, consiste dans un
délire agréable. Elle inspire même l'idée
d'être roi, prince, poëte, etc. etc.

M. *Pinel* a observé beaucoup de mélancoliques de cette espèce. J'en ai vu à la Salpêtrière, à Bicêtre, et dans plusieurs autres
établissemens.

Zacchias rapporte un fait extrêmement
curieux (1); je le transcris en entier :

« Un savant, étant sur le point d'entrer dans
un hospice consacré aux aliénés, trouve à la
porte une personne fort instruite qui, répondant à toutes ses questions avec une précision
étonnante, lui fait connoître le genre d'alié-

(1) Pauli Zacchiæ *quæstiones medico - legales*,
lib. II, *quæst. III*, *tom. I*, *pag* 155, *folio.* Franco-
furti ad Mœnum, 1689.

nation de chaque malade, lui donne des renseignemens fort exacts sur tout ce qui concerne l'établissement. Arrivé devant une loge particulière, l'observateur demande à son guide quelle est la folie de celui qu'elle renferme. Sa folie! répond-il, consiste dans un délire extravagant ; il a la bonhomie de croire qu'il est le Saint-Esprit, tandis que tout le monde sait que c'est moi qui le suis. On peut juger de la surprise du savant qui, certes, n'auroit point soupçonné son conducteur d'être fou lui-même, s'il n'eût découvert son aliénation en lui entendant tenir un pareil propos. »

L'illustre *Burke* visitant un jour Saint-Luc, dans l'intention de faire des recherches sur l'état général de la folie dans cet hospice, s'entretint pendant une heure avec un mélancolique sur différents sujets.

La conversation de cet homme fut si agréable, si raisonnable, si séduisante, que *Burke* exprima au concierge, qui l'accompagnoit, sa surprise de ce qu'on ne le renvoyoit pas.

Le concierge qui connoissoit l'espèce particulière de sa folie, lui demanda comment il avoit trouvé son dîné. Cette question ramena aussitôt son délire. Il répondit que c'étoit du poison, et rien ne put détourner son attention de cet objet.

Burke ne fut plus étonné alors que l'on retînt cet homme dans la maison des fous (1).

Les deux observations que je viens de rap-porter prouvent qu'il est des cas où la folie est extrêmement difficile à connoître.

Il existe à Montpellier un prêtre qui croit être roi d'Espagne, et qui raisonne fort bien sur tout autre objet. La première fois que je vis ce fou, je fus trompé comme *Burke* l'a-voit été.

La plupart des aliénés de ce genre croient être au comble de la prospérité et du bonheur. Leur joie annonce l'ivresse de la félicité. Aussi se plaignent-ils de ce qu'on dissipe, en les guérissant, l'illusion qui faisoit le charme de leur vie. Je citerai, à l'appui de cette assertion, deux faits rapportés, l'un par *Héraclide*, du Pont, l'autre par *Huarte*.

Aristote, *Horace*, *Sennert* et plusieurs autres

_____

(1) *Annals of insanity*, *by* William Perfect, *fifth edition*, *pag.* 330.

Écrivains célèbres en fournissent de très-remarquables, que je leur emprunterois, si les premiers n'étoient suffisans.

Je commence par celui dont *Héraclide* fait mention dans son Traité du plaisir. *Athénée,* *Elien*, *Théophraste*, *Pausanias*, ont copié cette histoire. *Schenckius*, l'a rapportée d'après *Athénée*. Je me sers de la version latine de ce grand médecin.

Trasylaus Pythodori filius, Axonensis, hâc insaniâ correptus fuit, ut æstimaret esse suas, quæcumque in Peireum naves appellerent, illas recenseret, dimitteret, deduceret, in portum subeuntes exciperet tanto gaudio, quam si dominus earum mercium esset, de his quæ perierant, nihil requireret, de iis quæ allata et salva fuissent vehementer gauderet, sic multâ cum voluptate vitam agens, ubi frater ejus Creiton ex Siciliâ reversus prehensum medicis tractandum commisit; ab illâ sanatus dementiâ letiùs ac jucundiùs se nunquam vixisse affirmabat, quoniam et omnis molestiæ prorsùs expers esset, et plurimis interea voluptatibus frueretur (1).

---

(1) Johannis Schenckii *observationum medicarum,* *lib. I, pag.* 123. *Editionis fol.* Lugduni, 1644.

Huarte, dans son Examen des esprits, parle
d'un enfant, page d'un grand d'Espagne,
qui se croyant roi du Monde, traçoit des
lois pour régir l'Univers, et excitoit l'admi-
ration des personnes les plus instruites, en
traitant, avec autant de sagesse que de profondeur, cette importante matière.

Les médecins à qui l'enfant fut confié
parvinrent à le guérir; mais en lui rendant
la raison, ils firent disparoître les grands talens qu'il n'avoit dus qu'à sa folie. Son intel-
ligence redevint très-bornée, et le succès de
son traitement ne fit que l'affliger.

Darwin fondant, sans doute, son opinion
sur la doctrine malheureusement trop ré-
pandue, que le bonheur ne vit qu'au sein
des illusions, pense qu'il n'est pas permis de
détruire l'erreur des mélancoliques de cette
espèce.

M. *Droz*, dans son charmant ouvrage sur
l'Art d'être heureux, a prouvé que la raison,
le plus bel apanage de l'homme, peut lui
procurer un bonheur moins séduisant, mais
plus réel.

Les pensées délicates et justes du philo-

sophe français, combattent victorieusement
le sentiment exagéré du médecin anglais.

. ... L'un cueille la rose avant qu'elle fleurisse,
L'autre en suce le miel sans blesser le calice.

DE FONTANES , *trad. de Pope.*

Erotomanie.

L'érotomanie, ou mélancolie amoureuse,
consiste dans un amour de vénération pour
la personne aimée, quelquefois même pour
un être imaginaire.

Un habitant de Rhodes, *Alkidias*, devint
amoureux d'une statue de Cupidon, chef-
d'œuvre de *Praxitèle.*

Elien parle d'un jeune Athénien, pris d'un
délire érotique pour une statue de marbre. Il
en devint fou au point de la demander au
sénat, pour en faire sa femme.

Velleriola eut occasion de voir un habitant
d'Arles affecté du même délire.

M. *Geoffroy*, en rendant compte dans
un de ses feuilletons, de Pygmalion, scène
lyrique de *J. J. Rousseau*, a cité un fait de ce
genre.

Diogènes-Laërce rapporte qu'*Aristote* fut

atteint de cette maladie ; et ce grand philosophe, dont le génie étoit au-dessus des pré-
jugés, érigea sa femme *Pythias* en divinité
aussitôt après sa mort, et lui rendit le même
culte que celui que les Athéniens rendoient
à *Cérès*.

L'érotomanie prend quelquefois une autre
forme. La vénération empêche l'amant le
plus tendre et le plus passionné d'éclater. Un
feu dévorant et secret le consume. Rien ne
peut faire soupçonner sa flamme.

On sait par quels moyens ingénieux *Hippocrate*, à peine entré dans la carrière de la
médecine, découvrit l'amour du jeune *Per-
dicas*, fils d'*Alexandre*, roi de Macédoine,
pour la belle *Phila*.

Galien, *Leptinus*, *Erasistrate*, employèrent
le même moyen, et obtinrent un pareil
succès.

Les érotomaniaques soupirent continuellement pour l'objet de leur adoration. Toutes
leurs actions se rapportent à cet objet ; ils
croient l'entendre et le voir à chaque instant.
L'on voit par là à quel point l'imagination se
joue de l'entendement.

André du Laurens, médecin d'Henri IV, chancelier de l'université de Montpellier, dans un traité sur les affections mélancoliques, bon pour le temps où il fut publié, rapporte plusieurs histoires d'érotomanie curieuses et intéressantes.

Le même éloge est dû à celles que nous trouvons dans l'ouvrage de *Ferrand*, sur la *maladie d'amour* (1);

Dans l'article *Erotomanie* du Dictionnaire des Sciences médicales, par M. *Esquirol ;*

Dans les œuvres de *Schenckius*, *Forestus*, *Th. Bartholin*, et *Valleriola*.

Misantropie.

La misantropie, une des variétés les plus remarquables de la mélancolie, est produite, tantôt par une haine aveugle, tantôt par un

---

(1) *Traité de la Maladie d'amour*, ou *Mélancolie érotique*, in-8°., Paris, 1623. Je n'ai fait que parcourir cette édition. J'avois lu en entier la première, qui est moins complète. Celle-ci parut à Toulouse, chez Colomiez, en 1612, format in-12, sous le titre suivant : *Traité de l'essence et guérison de l'amour.*

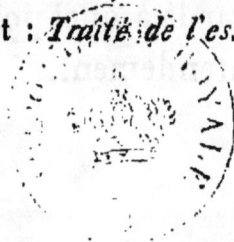

juste ressentiment, quelquefois par un orgueil excessif.

Les misantropes ont une grande aversion
pour le genre humain. Ils évitent la conversation ainsi que la présence des hommes. Si
on leur parle, et qu'ils daignent répondre,
ils le font avec morgue, amertume, impa-
tience et indignation.

Le type parfait de cette mélancolie existoit
déjà chez les anciens peuples.

Pauw, dans ses Recherches philosophiques
sur les Grecs, n'a point oublié cette affection
mélancolique à laquelle les Athéniens et autres
habitans de la Grèce étoient sujets. Après
avoir cité quelques hommes illustres de cette
célèbre contrée, qui fuyoient le monde pour
vivre dans une entière solitude, il ajoute ces
mots :

« Plus j'ai réfléchi à une singularité si
frappante dans l'histoire de l'espèce humaine,
et plus je me suis convaincu que les misantropes de l'Attique étoient réellement atteints
d'une maladie qui avoit beaucoup de rapports avec celle qu'on nommoit *nympholepsie*;
c'étoit un accès mélancolique qui les faisoit

fuir dans des endroits solitaires, propres aux rêveries profondes ; et souvent ils finissoient par se cacher dans des grottes telles que celle qu'on a découverte de nos jours à Bari, entre Athènes et Sunium, au penchant du mont Hymette. Ce paroît être une carrière abandonnée et ornée de sculptures fort grossières, exécutées par un Grec, nommé *Archidame*, qui étoit indubitablement atteint de nympholepsie, comme cela est attesté par les inscriptions mêmes qui existent encore au fond de ce souterrain. »

Nostalgie.

La plupart des hommes éloignés de leur pays, conservent pour leurs parens, leurs amis, leurs connoissances, et surtout pour le sol natal, un attachement que la durée de cet éloignement rend toujours plus vif. L'imagination leur retrace, sans cesse, leurs premiers jeux, leurs premières impressions. C'est là qu'ils ont connu, c'est làqu'ils ont laissé, les objets qui leur sont les plus chers, soit par le sentiment, soit par le souvenir.

Cet attachement, doux et agréable tant

5.

qu'il est contenu dans des bornes raisonnables, pénible et douloureux lorsqu'il devient violent et immodéré, peut donner naissance à la nostalgie.

L'amour désordonné pour le sol natal, et
pour tout ce qui y a rapport, est un sentiment très-prononcé dans ces âmes neuves,
simples, peu civilisées, et dont la candeur,
l'innocence, prouvent qu'elles n'ont aucune
connoissance des pernicieuses maximes de la
société.

Ce sentiment existe surtout avec force
chez les habitans des montagnes, qui ont
peu de relations avec les étrangers, et qui
vivent heureux au sein d'une douce ignorance
et d'une sage liberté. Ces hommes estimables,
loin de leurs pénates, regrettent leur patrie,
soupirent continuellement pour elle, et
tombent souvent dans la nostalgie.

Zwinger, *Starder*, *Sohenchzer*, *Cullen*, *Bos-
quillon*, MM. *Chiarugi*, *Pinel*, *Moreau de la
Sarthe*, *Esquirol*, *Crichton*, et plusieurs autres
médecins distingués, considèrent la nostalgie
comme une variété de la mélancolie. Je m'ap-
puierai de leur autorité pour émettre une

opinion qui n'est pas généralement reçue.

La nostalgie, ou maladie du pays, consiste dans un délire partiel, une pensée exclusive, un désir violent et continuel de retourner dans sa patrie. Ce désir ne pouvant être accompli, le malade tombe dans la tristesse.

Le nosologiste *Sagar*, qui fut atteint lui-même de cette affection, l'a fort bien décrite. Voici ses propres expressions : *Nostalgia est desiderium videndi parentes, cognatos, solumque natale adeundi, adeò vehemens, ut hâc solâ anhelatione occupati penitùs langueant, horumque animæ commercium cum corpore fermè sublatum sit ; undè carent omni sensu et appetitu, tœdio omnium afficiuntur, et corporis ipsam conservationem negligunt : hectica febris hos miseros consumit, et ad lethum deducit, si adeundi patriam, cognatos, copia denegetur. Olim in Croatiâ Crisii laboravi hoc malo cum apositiâ et obstipatione ; intumueram ex anasarcâ pervigil ac debilis : redux in patriam sine omni pharmaco convalui.*

Les habitudes, le caractère léger et inconstant du Français, et le degré de civilisation auquel il est parvenu, permettent de croire qu'il n'est point de peuple moins sujet à cette vésanie.

La nostalgie est commune parmi les Basques, dont les mœurs sont si opposées à celles de la nation : elle se manifeste surtout chez les Ecossais et les Suisses. M. *Moreau de la Sarthe* l'appelle la mélancolie helvétique.

Mélancolie avec douleur de la vie, qui porte au suicide.

« Il est une douleur, la plus cruelle peut-être, dont le siége seroit aussi difficile à assigner que la cause, mais à laquelle contribuent les vices de l'imagination : c'est la douleur de la vie ; cet état de maladie réelle, qui, détruisant le charme qui nous y attache, met à chaque instant dans notre main le fer du suicide que les lois ont puni, que la religion a nommé crime, quand il eût fallu le guérir ; qui frappe l'homme heureux autant que l'infortuné. Ah ! sans doute il faut une maladie bien réelle, une bien forte douleur, pour vaincre ainsi l'amour puissant de notre conservation, pour rompre volontairement tous les liens qui nous attachent à la vie ; et le malheureux qui n'en peut supporter le poids, quel que soit le calme apparent de son âme, n'est ni plus maître de ses mouvemens que celui qui se blesse au milieu du délire, ni plus coupable que lui. » (*M. A. Petit*, Discours sur la douleur.)

Il est des êtres qui, portant en eux un sentiment mélancolique, ne conçoivent que des idées chimériques. Leur imagination romanesque les égare. A l'exemple de *Rousseau*, ils cherchent, loin de la société, un bonheur idéal. Les affections naturelles ne peuvent remplir le vide de leur âme. Ils se dégoûtent d'une vie douloureuse, et songent continuellement à s'en délivrer. Ces infortunées victimes d'une imagination déréglée, poussées par une impulsion irrésistible qui les entraîne à leur perte, meurent volontairement, même au sein d'un bonheur apparent.

N..., fils d'un homme opulent, avoit atteint sa vingtième année. Ses parens l'idolâtroient. La bonté de son cœur lui avoit acquis de vrais amis. Le bonheur domestique, si rare, et le seul qui ne soit point factice, lui étoit réservé. Les charmes de son esprit le faisoient rechercher ; tout sembloit lui sourire.

Mais, une sensibilité excessive, une imagination ardente, la lecture continuelle des ouvrages qui peignent les sentimens d'un monde idéal, lui présentoient la société sous un point de vue désolant. Son existence, remplie d'amertume, devenoit de plus en plus douloureuse.

Désenchanté de tout, il avoit pris la résolution d'aller vivre seul à la campagne, bien décidé à trancher ses jours, si ce dégoût universel le poursuivoit dans sa retraite.

Prêt à réaliser ce funeste projet, il se passionne, tout à coup, pour une personne digne de sa tendresse.

A l'instant même, ses atteintes de misantropie disparoissent; et, avec elles, s'enfuit l'idée d'une fin prématurée.

Sûr d'être aimé pour lui-même, il demande et obtient la main de celle qui possède son cœur, et tout le monde le croit au comble du bonheur.

A peine quinze jours s'étoient écoulés au milieu des plaisirs, du moins en apparence, et déjà son âme étoit tourmentée par une secrète inquiétude, par le sentiment profond de l'ennui. Dans ses rêveries, il imagine qu'il fera le malheur d'une épouse chérie ; alors, l'idée de la mort vient frapper de nouveau son esprit égaré. Cette fatale idée le poursuit sans cesse. Il fait d'inutiles efforts pour la repousser, et met enfin un terme à sa triste existence. On trouva un écrit où il avoit tracé ses souffrances, et la cause de son suicide.

Un brigadier de gendarmerie, intéressant par toutes les qualités qui attachent et qui honorent, s'arma contre sa propre vie, dans un délire mélancolique. Sa mâchoire fut brisée, son palais percé, sa langue déchirée ; une balle se perdit dans ses narines, et s'étant aplatie contre la colonne vertébrale, fut avalée dans la déglutition. De nombreuses saignées ne purent modérer les effets du gonflement ; bientôt il fut extrême : le malade suffoquoit ; l'air, les alimens n'avoient plus de passage. A l'exemple de *Desault*, de mon illustre maître, dit *M. A. Petit*, qui nous fournit cette observation (1), j'osai tenter de le sauver. Deux sondes furent portées dans

_____

(1) Discours sur les maladies principales observées dans l'Hôtel-Dieu de Lyon, par *M. A. Petit*.

les narines ; par l'une il respiroit ; par l'autre
j'injectois chaque jour les remèdes ou les
alimens convenables à sa situation. Le danger se dissipoit ; il étoit bien ; la parole ne
lui étoit point encore rendue, mais chaque
jour il sembloit se rattacher à la vie. Il m'in-
terrogeoit par écrit   mes espérances ; il
sembloit sourire à la joie que j'avois à lui en
donner. Ah ! qui ne s'y seroit trompé comme
moi ! Je les prodiguois ; je me promettois sa
guérison prochaine ; mais il n'envioit que
celle des tombeaux : quand il se vit forcé de
vivre, il s'y plongea par un coup plus assuré,
et fit cesser à la fois nos espérances, son désespoir et ses maux.

Voltaire aimoit à plaisanter sur les choses
les plus sérieuses et les plus graves. Après
avoir parlé très-légèrement du suicide, dans
son Dictionnaire philosophique, il annonce
avec assurance que la folie de se tuer ne de-
viendra jamais une maladie épidémique. Mais
ce grand homme ne se souvenoit pas, en
parlant ainsi, de ce que *Plutarque* nous apprend des filles de Milet. *Celles qui étoient
affectées de ce délire se pendoient en foule.*

Primerose, dans son Traité des Maladies des Femmes, rapporte un fait analogue, relatif aux femmes de Lyon, qui, par le seul dégoût de la vie, se précipitoient dans le Rhône.

M. *Desloges*, médecin à Saint-Maurice, dans le Valais, a observé, il y a quelques années, une épidémie de ce genre au petit village de Saint-Pierre-Moujau. Une femme s'étant pendue, toutes les autres se sentoient entraînées à imiter son exemple. Elles furent peu à peu ramenées à la raison par les sages exhortations de leur curé, homme de bon sens, et très-instruit (1).

Mélancolie avec penchant à l'homicide.

L'homicide n'est pas toujours un crime : la justice ne sauroit le punir dans certains cas.

En parcourant l'histoire de la folie, et les annales de la législation, nous verrons comparoître devant les tribunaux, de malheureuses victimes de la mélancolie, qui, por-

_____

(1) *Gazette de Santé*, 21 mai 1813.

tées au meurtre par leur délire, ont excité
avec raison la pitié et non la sévérité des
juges.

M. *Pinel* nous fait connoître plusieurs mélancoliques avec penchant à l'homicide. Je
n'en citerai que deux.

Un moine dont la dévotion avoit troublé
la raison, voit, pendant la nuit, la sainte
Vierge ; et, croyant obéir aux ordres qu'il dit
en avoir reçus, il veut égorger un homme
qu'il ne connoissoit pas.

Un vigneron, frappé de terreur par les paroles effrayantes d'un missionnaire, croit
être condamné aux flammes éternelles, et
pense qu'il ne peut empêcher sa femme et ses
enfans de subir le même sort, qu'en les immolant.

Il est des mélancoliques avec penchant à
l'homicide, qui, par une erreur de jugement sur la nature du forfait, se persuadent
qu'il est moins criminel d'attenter aux jours
d'autrui, que de se tuer soi-même.

Ils pensent que, si la justice les condamne
à la mort pour avoir commis un meurtre,
leur action n'offensera pas la Divinité, tan-

dis qu'en violant, par le suicide, les lois de la nature, ils paroîtroient coupables aux yeux de l'Être-Suprême. Le fait suivant prouvera ce que j'avance. Il est tiré du Magasin de Psycologie, ouvrage périodique publié en Allemagne ; 3e vol., 3e partie, pag. 35 (1).

« *Marguerite K...*, âgée de vingt-trois ans, fut mise dans une maison de correction à Onolzbach, au mois de septembre 1755, pour s'être rendue coupable de plusieurs fautes graves. On la reçut, comme les gens de son espèce, à coups de bâton et de fouet. Un de ces coups, appliqué avec cruauté, porta sur le sein gauche, et occasionna une forte blessure, qui produisit la plus vive douleur.

» Ce traitement fit tant d'impression sur l'esprit de la jeune femme, que son existence lui devint pénible à supporter. Pour en rejeter le fardeau, elle conçut le dessein de com-

_____

(1) Je ne connois le *Magasin de Psycologie* que par les extraits qu'en a donnés *Alex. Crichton*. Le fait que je rapporte se trouve dans l'ouvrage du médecin anglais.

mettre un meurtre. Elle croyoit avoir le temps
de se repentir de ce crime, tandis qu'elle ne
voyoit, à la suite du suicide, que l'éternelle
colère de la Divinité.

» Ce dessein, prémédité avec le plus grand
sang-froid, fut bientôt exécuté ; une jeune
fille fut la malheureuse victime qu'elle choisit dans son délire. Les choses se passèrent
ainsi :

» Un dimanche, en se plaignant d'être malade, elle demanda et obtint la permission
de ne point assister à l'office divin. On laissa
pour la servir une jeune fille, nommée *Méde-*
rin, dont l'esprit étoit très-borné.

» *Marguerite K.* tâcha de lui persuader,
qu'elles ne pouvoient sortir l'une et l'autre
de leur triste situation qu'en terminant leur
existence, et elle proposa à *Méderin* de mourir la première. Cette jeune fille y consentit,
en exigeant, pour toute condition, que sa
compagne la tueroit sans la faire souffrir ;
elle se mit en position, et la malheureuse
Marguerite K. s'empressa de lui couper la
gorge. *Méderin* endura ce supplice avec une
parfaite résignation, et mourut bientôt après.

» *Marguerite K.* fut traduite devant la cour
de justice. Lorsque le juge lui demanda si
elle n'avoit jamais conçu de la haine pour la
jeune *Méderin*, ou si elle en avoit reçu de
mauvais offices, elle répondit qu'elle n'avoit
à se plaindre d'aucune espèce d'injure de la
part de cette compagne, qui, au contraire,
venoit ordinairement lui communiquer ses
chagrins, la considérant comme son amie.
Quand on lui demanda si elle avoit dormi
tranquillement après avoir commis ce meurtre,
elle répondit qu'elle prioit Dieu avant de
se coucher, et lorsqu'elle venoit de s'éveiller.

» Pendant le cours du procès, elle parut
toujours calme et tranquille ; mais elle se
mit à pleurer, lorsqu'on lui expliqua la nature et l'énormité de son crime ; lorsqu'on
lui dit qu'elle avoit pris une fausse route pour
trouver le bonheur, et qu'elle avoit encouru
le ressentiment de Dieu. »

Mélancolie ascétique.

La mélancolie ascétique procède de fausses
idées qu'on se fait de la religion, de craintes

chimériques et superstitieuses, de scrupules mal fondés.

L'on sait que les Bramines, prêtres indiens, exercent une influence criminelle sur les malheureux peuples qu'ils tyrannisent, en exaltant leur imagination déjà déréglée, en consacrant des erreurs funestes à leur bonheur.

Sous le ciel brûlant de ces contrées, et par suite de ces coupables abus, on rencontre des enthousiastes qu'une dévotion mal entendue conduit aux extravagances les plus incroyables. Ces fanatiques s'obligent par des vœux horribles à endurer des tourmens qui font frémir.

Il est des hommes qui, oubliant que l'un des attributs de la Divinité est une inépuisable miséricorde, croient l'apaiser par des actions qui ne peuvent que lui déplaire. Ces gens repoussent la gaieté, le plaisir, le bonheur terrestre. Ils s'imaginent que les jeûnes les plus austères, les macérations, l'absolue abnégation de soi-même, sont des moyens à peine suffisans pour se rendre agréable à Dieu.

Les méthodistes, en Angleterre, professent une morale si austère, qu'elle subjugue l'imagination des âmes les plus fortes, et pro-

duit une folie d'autant plus effrayante, qu'elle
est souvent incurable. Deux illustres médecins
de cette nation se sont élevés avec raison
contre les principes et les observances religieuses d'une secte dangereuse par les progrès
alarmans qu'elle fait chaque jour (1).

La mélancolie ascétique est souvent produite par la crainte d'avoir perdu la grâce de
Dieu, d'avoir encouru irrévocablement son
courroux, et d'être destiné à des tourmens
éternels, pour une offense que l'on suppose
impardonnable, et qui n'existe quelquefois
que dans l'imagination.

Les personnes affectées de cette mélancolie
refusent les choses les plus nécessaires à la
vie. Elles ont un penchant continuel et
presqu'invincible au suicide.

Cet état ne peut être expliqué que par
l'effroyable horreur que leur inspire l'idée
désespérante de la damnation, idée qui em-

---

(1) *Vid.* – *An inquiry into the nature and origin
of mental derengement*, *by* Alexander Crichton.
London, 1798, *vol. II*, *pag.* 198. — *Zoonomia*, *or
the laws of organic life*, *by* Erasmus Darwin; *vol. IV*,
pag. 192.

poisonné leur existence au point qu'elles ne cherchent qu'à y mettre fin, par quelque moyen que ce soit.

Ne pouvant se supporter elles-mêmes, à cause de l'énormité supposée d'un crime imaginaire, qu'elles s'obstinent à croire atroce et irrémissible, elles veulent aller au-devant d'un mal qu'elles regardent comme inévitable, comme prochain, et qui ne leur paroît pas devoir être plus douloureux que celui qu'elles endurent par anticipation.

Melancholici veræ religionis ignari quò se vertant nescii, fluctuant incerti, indociles, superstitiosi et meticulosi sunt nonnunquam, et ad ultimam desperationem rediguntur. (Sauvages, *nosol. method.*)

Nous trouvons dans *Zimmerman* (Traité de la Solitude, tome 2. page 192) l'histoire suivante :

Une jeune demoiselle, dont le caractère étoit fort gai, fut attaquée d'une maladie grave qui affoiblit son esprit et la dégoûta entièrement des plaisirs de son âge.

Au commencement de sa convalescence,

on ne fit pas assez d'attention à la débilité du corps, et au changement d'humeur.

L'anxiété de son esprit se montroit dans l'expression altérée de ses traits : elle laissoit quelquefois échapper des regrets sur l'emploi de son temps en amusemens frivoles quoiqu'innocens.

Les symptômes précurseurs de la mélancolie augmentoient imperceptiblement chaque jour. Ils s'annonçoient par des lamentations, et par des pénitences qu'elle vouloit s'imposer pour de légères fautes qui lui paroissoient de grands péchés.

Cette jeune personne, autrefois jolie, gaie, aimable, étoit devenue triste, sombre et aliénée, de manière à ne pouvoir connoître sa situation. *Zimmerman*, appelé pour lui donner ses soins, la trouva dans cet état lorsqu'il la vit pour la première fois. Dans son affreux désespoir elle s'écrioit que son âme étoit perdue, que les furies l'attendoient pour la précipiter dans l'abîme des enfers, où elle seroit éternellement livrée aux plus horribles tourmens.

Zimmerman, consultant la nature et l'art,

employa tous les moyens que lui suggéra son habileté, et parvint à guérir cette jeune et intéressante personne, qui, bientôt après, reparut dans le monde avec tous les avantages physiques et moraux qu'elle possédoit avant sa maladie.

William Perfect (Annals of Insanity, p. 295), rapporte le cas suivant :

« G. L., âgé de quarante-huit ans, héréditairement disposé à la mélancolie, avoit éprouvé, dans le cours de sa vie, des peines, des soucis, de violens chagrins, qu'il avoit supportés avec une résignation et une force d'âme extraordinaires.

» La perte d'un parent estimable lui cause une si grande affliction qu'elle porte le découragement dans son esprit.

» A cette époque, il fait malheureusement connoissance avec un sombre fanatique, ministre de la secte des méthodistes. Son esprit, n'étant que trop disposé à recevoir les funestes impressions de leurs dogmes empoisonnés, est bientôt dérangé.

» Lorsque je fus introduit auprès de cet aliéné, dit M. *Perfect*, suivant un célèbre

poëte, dont j'emprunte les expressions : « Il
» portoit l'affliction sur son visage. Un
» sombre nuage enveloppoit son front, et
» sembloit déclarer la plus étrange misère
» de la douleur. »

» Son anxiété étoit extrême. Il avoit le
pouls régulier, peu d'appétit, une constipation opiniâtre. Il dormoit et transpiroit
peu. Il étoit toujours pâle. L'urine étoit co-
pieuse et colorée. Les sens du goût et de
l'odorat étoient viciés.

» Ce mélancolique, subjugué par la superstition, étoit tourmenté par des idées de
terreur, en songeant aux punitions de la vie
future. Il se croyoit abandonné de Dieu, en
butte à son courroux, et éternellement destiné aux plus terribles châtimens.

» On employa vainement les argumens
les plus propres à combattre son délire. On
administra, comme auxiliaires, tous les remèdes convenables. Rien ne réussit.

» Cette malheureuse victime de la superstition fut éloignée de la société. Sa maladie
et son désespoir faisant des progrès conti-
nuels, il falloit la plus rigoureuse vigilance

pour l'empêcher d'attenter à son existence, qui fut terminée par une phthisie pulmonaire, dans la cinquante-deuxième année de son âge. »

M. *César Ruggiéri*, professeur à l'université de Venise, a publié un fait très-remarquable, qui prouve que le délire mystique peut porter l'homme aux excès les plus barbares.

« Un cordonnier s'imagine, dans un accès de mélancolie, que Dieu lui a ordonné de mourir sur la croix. Il prépare en secret les instrumens de son martyre.

» Le jour fatal arrive. Il se couronne d'épines, se lie sur la croix, et y fixe successivement ses pieds et ses mains, en les enfonçant dans des clous disposés à les recevoir. C'est dans cet état que ce malheureux fut trouvé.

» Aussitôt qu'on l'eut détaché, on le transporta à l'hôpital clinique de Venise, où il guérit de ses plaies, mais non de sa folie.

» On le transféra, ensuite, à l'hôpital des fous, établi à Saint-Servolo. Là, il s'épuisa tellement par des abstinences volontaires et fréquemment réitérées, qu'il devint phthisique, et mourut peu de temps après. »

Les grands hommes ne sont pas exempts de cette mélancolie.

Charles-Quint, après avoir rempli l'Europe d'agitation, de troubles et d'alarmes, renonce tout à coup à son ambition, à sa puissance, et va s'ensevelir dans une solitude monastique. Il y jouit, d'abord, d'un bonheur pur. Mais bientôt, de violentes attaques de goutte, et le regret d'avoir abdiqué la couronne et abandonné la gloire, le jettent dans la mélancolie ascétique, qui le conduit au tombeau.

Guillaume Cowper (1), l'un des meilleurs poëtes anglais du dernier siècle, venoit de prendre possession de la place honorable et lucrative de secrétaire de la Chambre des Pairs. L'idée seule de prononcer quelques mots dans une assemblée aussi imposante, le remplit d'une sorte d'effroi.

Non-seulement il donne sa démission de

---

(1) Voyez deux notices sur *Cowper*, l'une par M. *Suard*; l'autre par MM. *Chaudon* et *de Landine*.

cette place, mais il renonce, dès ce moment, à exercer toutes autres fonctions publiques.

Des terreurs religieuses achevèrent de troubler une raison déjà malade. On le confia, alors, au docteur *Cotton*, poëte, et médecin distingué, qui dirigeoit un établissement destiné aux aliénés, situé à Saint-Albans.

Les soins et la bienveillance du médecin rendirent à *Cowper* ses facultés mentales; et depuis, ses idées religieuses, dégagées de tout excès dangereux, furent toujours aussi pures que saines.

Démonomanie.

Lorsque le délire ascétique est poussé assez loin pour persuader aux mélancoliques qu'ils sont damnés, ou possédés du démon, ce genre d'aliénation prend le nom de *démonomanie*. J'ai retiré peu de fruit de quelques Mémoires sur cette matière, heureusement très-courts. Je dirai tout le contraire de celui dont M. *Esquirol* a enrichi le Dictionnaire des Sciences médicales. Ce Mémoire, aussi curieux que savant, annonce un esprit judicieux et très-exercé.

J'ai observé plusieurs démonomaniaques.
L'histoire de celui dont je vais parler embrasse l'ensemble des phénomènes les plus remarquables que présente ce genre de mélancolie.

Le sujet de cette observation est un prêtre, qui est depuis bien des années à l'hospice Saint-Eloi de Montpellier.

Ayant la permission de sortir, il court les champs toute la journée, et va visiter régulièrement les ruines d'un ancien édifice, appelé le Château du Diable. Il m'a assuré qu'il s'y rendoit pour s'entretenir avec le démon.

Cet homme, qui est instruit, raisonne bien sur tous les objets étrangers à son délire. Il dort rarement, et mange peu. Il est toujours constipé.

Il est sombre, inquiet, défiant, craintif. Il se plaint de mille maux, et accuse le démon de le persécuter. Il se livre au désespoir le plus excessif, prononce les blasphèmes les plus horribles, se frappe contre les murs, s'enlève des lambeaux de chair. Il s'est brisé plusieurs dents, fendu la langue, et précipité

6

d'un second étage. Il attribue tous ces actes
d'aliénation au démon , qui les lui fait commettre malgré lui.

On a vu à l'hôpital de Montélimar
plusieurs femmes attaquées de mélancolie à
la suite d'une mission qui avoit eu lieu dans
cette ville. Elles étoient sans cesse frappées
des tableaux effrayans que les missionnaires
leur avoient faits de l'éternité des peines.

Ces infortunées ne parloient que de ven-
geance, de punition , de désespoir, etc. Un
d'entre elles ne vouloit prendre aucune nour
riture, s'imaginant qu'elle étoit en enfer, e
que rien ne pouvoit éteindre le feu dont ell'
se croyoit dévorée. Ce ne fut qu'avec beau
coup de peine qu'on vint à bout de la dé.
tromper sur ces prétendues flammes. (Enc
clopédie.)

La démonomanie a régné épidémique
ment dans certaines contrées de l'Europe
pendant les quinzième , seizième et dix
septième siècles.

« A Friedberg, dans la Nouvelle-Marche
les possédés du démon devinrent si nombreu
au commencement du dix-septième siècle

que des prières publiques furent ordonnées,
pour la guérison de cette épidémie nouvelle,
observée à la fois dans les pays catholiques et
dans les pays réformés ; car *Luther* attribuoit
beaucoup de maladies au démon, et s'em-
portoit vivement contre les médecins qui
auroient voulu faire dépendre ces affections
de causes naturelles. » (*Prunelle*, Discours
sur la médecine légale, page 31.)

Les démonomaniaques éprouvent des souffrances si difficiles à supporter, que quelques-
uns demandent la mort comme un bienfait.

Jacques Sprenger, intrépide inquisiteur,
dit le P. *Calmet* (Traité sur les apparitions des
esprits, pag. 157), avoit connu des femmes
tellement obsédées du démon, qu'elles pré-
féroient la mort à la vie, de sorte qu'il les
condamnoit pour les obliger, et les faisoit
brûler par charité.

Théomanie.

« Nous voyons, dit *Locke* (*Essay concer-
ning human understanding*, *book* IV, *chap.*
XIX), que dans tous les siècles, les hommes
affectés de la mélancolie avec exaltation reli-

6.

gieuse, ont cru jouir d'une grande familiarité
auprès de Dieu, en obtenir les plus grandes
faveurs, et se sont flattés d'avoir des commu-
nications et des entretiens fréquens avec lui.

» On ne doit pas douter que Dieu ne puisse
éclairer l'esprit par un rayon lancé immé-
diatement de sa lumière. Ces mélancoliques
partant de ce principe, croient que Dieu
doit leur accorder cette grâce spéciale, puis-
qu'il les considère comme un peuple particulier, qu'il a choisi, et qu'il affectionne de
prédilection. Leur esprit, imbu de cette idée,
enfante des illusions, qu'il attribue à la Divinité, et les porte aux actions les plus bizarres.
Suivant eux, ces actions extravagantes sont
le fruit d'une impulsion céleste. »

L'enthousiasme ascétique porté à ce haut
période prend le nom de *Théomanie*. Les
mélancoliques qui en sont affectés fixent
leur attention sur un objet agréable, se livrent
au contentement, aux idées les plus riantes,
souvent même à la joie la plus immodérée.
Ils chantent, ils dansent, sautent, et goûtent
des plaisirs dont l'image est séduisante.

Leur imagination, enflammée par une il-

lusion enchanteresse , échappe à la tristessé ,
et dirige toutes les pensées vers ce délire vo-
luptueux dont ils voudroient encore prolonger la durée , lorsque la raison vient le remplacer.

Les théomanes se considèrent comme des
envoyés de Dieu , des inspirés , des pro-
phètes ; dans leurs extases, ils croient avoir
des relations avec les habitans du ciel ; ils en-
tendent la voix de l'Eternel , des anges , des
saints , qui leur ordonne de convertir les
hommes , ou bien de s'imposer eux-mêmes
des privations qui tournent au profit des pé-
cheurs.

Cette mélancolie régna d'une manière épidémique en Hollande, en 1373 ; ceux qui
en étoient atteints se dépouilloient de leurs
vêtemens, se couronnoient de fleurs , et for-
moient des guirlandes dont ils entouroient
leur corps ; ils couroient, dansoient, sautoient
tout nus dans les rues et au milieu des temples ; ils se fatiguoient au point de perdre
haleine ; plusieurs tomboient sans pouvoir
remuer ; leur ventre se gonfloit : dans la
crainte qu'il ne crevât, on le contenoit avec

des bandages. Cette affection se communi-
quoit aux spectateurs qui paroissoient les
plus attentifs ; elle étoit attribuée aux opérations du diable : aussi exorcisa-t-on beaucoup de personnes qui en étoient atteintes (1).

Pantophobie.

La pantophobie roule sur la crainte d'un
danger imaginaire.

Sauvages a connu un médecin qui, après
une maladie dont il avoit été guéri, étoit persuadé que son pharmacien l'avoit empoi-
sonné.

Le même auteur parle d'un prêtre fort
opulent, qui, s'imaginant être au sein de la
misère, ne quittoit point le lit de peur d'user
ses habits, et négligeoit par là les devoirs de
son état.

Forestus et *Darwin* citent des faits semblables.

Dulaurens parle d'un mélancolique qui

_____

(1) Sauvages, *Nosol. method. morb. classis VIII,*
cap. de melanc. tom. III, part. I. — Cullen, *first*
lines of the practice of physic, chap. of melancholy,
vol. II.

refusoit de rendre ses urines dans la crainte d'inonder la ville qu'il habitoit.

Le célèbre auteur des *Lettres provinciales* croyoit toujours voir devant lui un gouffre ouvert et prêt à l'engloutir.

Santerre, dont le nom sera éternellement abhorré, voyoit partout des gendarmes envoyés pour l'arrêter.

Zoantropie.

La zoantropie, ou croyance d'être changé en animal, est une des variétés les plus étonnantes de la mélancolie.

Oribaze, *Aëtius*, *Paul Eginète*, rapportent que les personnes attaquées de cette singulière et bizarre folie, sortent la nuit pour chercher les lieux solitaires, s'enfoncent dans les bois, pénètrent dans les cimetières, et restent jusqu'au jour auprès des tombeaux.

Admirandam melancholiæ speciem, apud Oribazium, descriptam legimus, quam lycantropiam vocat : hujus modi delirio affecti foràs noctu vagantur, lupos quodam modo œmulantes, aspectu pallidi, luridi, os vulnerum plena; circa defunctorum monumenta plerumque ver-

santur. (Freind , *Historia Medicinæ* , *pag.* 18.)

Forestus raconte qu'un lycantrope , qu'il a observé , ne quittoit pas les cimetières , surtout au printemps.

Schenckius nous fournit plusieurs faits analogues.

Nous en trouvons aussi dans *Zacutus Lusitanus.*

Un médecin de Nancy. a communiqué récemment à la Société de médecine de Paris l'histoire d'un lycantrope , auquel il a donné ses soins.

J'ai entrevu deux mélancoliques de cette espèce. Malheureusement je n'ai pas pu les observer.

Vers le milieu du seizième siècle , un lycantrope couroit dans les environs de Padoue, s'élançoit sur les passans , et les étrangloit. Des paysans fanatiques le prirent pour un sorcier , et le mutilèrent (1).

Galien nous a conservé l'histoire d'un mélancolique , qui se croyant métamorphosé en coq , en imitoit le chant et le battement des ailes.

_____

(1) Wier, *de præstigiis demonum* , *pag.* 453.

Tissot parle, d'après *Nicole*, d'un couvent où la zoantropie étoit générale. Les filles de ce couvent, dans la persuasion qu'elles étoient changées en chats, ne cessoient de miauler pendant plusieurs heures du jour et de la nuit.

Suivant *Hérodote*, un peuple entier, voisin de la Scythie, qu'il nomme Neures, étoit affecté de zoantropie (1).

La mélancolie est un véritable **Protée** : elle prend mille formes.

J'ai observé un mélancolique qui s'imaginoit avoir des doigts d'albâtre ; un autre qui étoit persuadé que son cœur étoit plein d'abeilles ; et un troisième qui se croyoit métamorphosé en femme.

Alciphron nous en fait connoître un qui renioit son père et sa mère, disant que l'union des élémens, et non celle des parens, étoit la cause de la génération (2).

Houllier et d'autres médecins en ont vu

---

(1) Hist. d'*Hérodote*, trad. du grec, par *Larcker*; tom. II, pag. 198.

(2) Alciphronis *Epistolæ græcè et latinè*, Trajecti ad Rhenum, in-8°., 1791, *pag*. 130 *et* 131.

qui se croyoient morts, et qui refusoient toute espèce d'alimens.

Jurieu, célèbre théologien protestant du dix-septième siècle, croyoit avoir dans ses intestins sept cavaliers qui se livroient souvent bataille.

Un homme de beaucoup d'esprit prétendoit n'avoir aucune sensibilité, et croyoit que son corps étoit dur comme du marbre. Après avoir employé inutilement tous les moyens imaginables pour le dissuader de son erreur, le médecin qui le soignoit, lui avoue un jour qu'il s'est trompé jusqu'à ce moment, en pensant qu'un homme de marbre put être sensible.

Cet aveu charme et réjouit le malade. Mais quelques coups de baguette, qu'il reçoit à l'instant, lui font crier : « Vous allez me briser. » Le médecin réplique qu'on ne peut pas casser le marbre avec une foible branche d'osier, et frappe plus fort.

Le mélancolique ne résiste pas à cet argument. Il convient qu'il n'est pas de marbre, et qu'il est, au contraire, doué d'une vive sensibilité.

TRAITEMENT.

Adoucissons leur sort, traitons avec bonté
Ces malheureux bannis de la société ;
De ces mânes exclus des scènes de la vie
Laissez errer en paix la libre fantaisie ;
Par de durs traitemens ne l'effarouchons pas ;
Que des objets rians se montrent sur leurs pas ;
Entourons-les de fleurs, que le cours des fontaines
Roule, nouveau Léthé, l'heureux oubli des peines :
Et, dans des prés fleuris, sous des ombrages verts,
Offrons-leur l'Elysée et non pas les enfers.

DELILLE, *la Pitié,* poëme, chant II.

La mélancolie est une maladie opiniâtre,
longue, difficile à guérir, surtout lorsqu'elle
est invétérée. Les secours des médicamens
sont inutiles dans certaines occasions. La médecine morale, étude particulière de celui
dont le cœur cherche par instinct le malheureux pour le plaindre, le consoler, et
partager ses souffrances, cette médecine,
dis-je, est bien plus nécessaire.

*Medicina nil aliud est quam animi consola-
tio,* a dit *Pétrone.*

Cette sentence, excessivement erronée, si
on l'applique à toutes les branches de la

science médicale, est parfaitement juste en la rapportant à beaucoup de cas d'aliénation.

Si le médecin joint aux qualités du cœur celles de l'esprit ; si les traits de son visage, ses regards, ses paroles, peignent les sentimens qu'il doit exprimer à propos, il pourra obtenir la confiance de ces êtres malheureux par l'excès des passions, et parvenir ainsi à rétablir leurs facultés lésées, à calmer l'effervescence de leur imagination, à donner une nouvelle direction à leurs penchans, à leurs désirs, à dissiper leurs préventions, à détruire la prédominance de ces idées chimériques dont ils aiment à s'occuper exclusivement ; enfin, à les rendre à la raison. *Nunquam sit mens otiosa, nunquam solitudinem petat, amico aperiendum imum pectus.* (Seneca, *de Tranquillitate animi.*)

La mélancolie se présente sous tant de formes différentes, qu'il est nécessaire, indispensable même, d'établir un système de traitement très-variable. C'est à la sagacité du médecin à s'assurer, après avoir attentivement examiné les causes et les effets de la maladie, de ce qu'il y a de mieux à faire.

On sent que ne pouvant assigner un mode
propre à chaque variété, à chaque cas, rien
n'est plus difficile que de poser des règles de
traitement. Chaque individu, en exigeant de
particulières tant au moral qu'au physique,
de profondes connoissances, et une longue
suite d'observations, peuvent seules en dé-
voiler le secret.

Heureux celui dont la pénétration, le sa-
voir, l'habileté, triomphent de. l'opiniâtreté de la maladie, par l'emploi de tous les
moyens que lui fournit l'étude approfondie
de l'homme!

La partie morale du traitement, comme
je l'ai déjà dit, est extrêmement essentielle (1).

---

(1) *Mi si permetta di far quì osservare, che la fa-
vola, la quale in sostanza a avuto sempre per fon-
damento qualche cosa di vero, ci rende una estesa
testimonianza dell' efficacia degli ajuti morali nella
guarigione del melancolico Oreste.*

*Avendo egli voluto vendicare col sangue della pro-
pria Madre Clitennestra la morte del Padre, parevagli
d'aver sempre d'avanti agli occhi lo spettro della Madre
stessa armato di faci, e di serpi: consultato su di ciò
l'oracolo, intraprese egli in tale stato un viaggio
marittimo in compagnia del suo caro amico Pilade.*

Pour obtenir un succès réel, il faut, en déployant des manières douces et affectueuses, varier le régime des habitudes, et faire naître des idées et des passions opposées à celles qui règnent despotiquement.

Sunt verba et voces, quibus hunc lenire dolorem
Possis et ingentem morbi deponere partem.

Montrez à ces infortunés, avec cette aménité et cet air d'intérêt qui, déjà, adoucissent leurs peines, combien sont funestes les dangereux écarts d'une imagination trop exaltée ! Dissipez leurs soupçons et leurs craintes ! Détruisez leurs préventions ! Ranimez leur courage ! Tirez-les de cette espèce de sommeil dans lequel ils sont constamment plongés ! Rendez-leur le charme de l'espérance !

Giunto nella Chersoneso-Taurica, provò un considerabile spavento, trovandosi in pericolo d'esser sacrificato agli Dei della provincia.

Scampato dalla morte, e giunto al calmo d'una subita allegrezza nel riconoscere la sorella Ifigenia nella sua liberatrice, ritornò in Grecia tanto sano di mente che pote riprendere le redini del suo regno, e saviamente amministrarlo in appresso. (Chiarugi) della pazzia, tom. II, pag. 71.)

Pour conserver l'empire que donne sur les aliénés la douce bienveillance , qui leur est si nécessaire, elle ne doit pas être lâche, molle, soumise à tous leurs caprices. Il faut quelquefois qu'elle soit accompagnée de cette sage et utile sévérité qui inspire la crainte. Il est même des cas , peu nombreux , sans doute , où le médecin est forcé de se faire redouter , de paroître terrible. *Extremis morbis, extrema exquisite remedia optima sunt* (1).

Combien de sagacité ne faut il pas, pour employer de pareils moyens? Au reste , on doit avoir toujours présentes à l'esprit ces sages paroles d'Alexandre de Tralles : *Mélancholiæ principiis illicò obstandum est, nam si diuturnitate radices altiùs egerit, in deteriùs mutata morbi natura , nullis medicamentorum præsidiis, neque emendari neque vinci aut extirpari poterit : verum perseverat sui semper similis et ceu postliminio semper per intervalla regreditur.*

« Les principes du traitement de la mélancolie ont été reconnus bien long-temps

---

(1) Hippocr. *Aphor.* 6, *sect. I.*

avant l'origine de la médecine grecque, et il
paroît même que cette maladie remonte jusqu'aux siècles éclairés de l'ancienne Egypte.

« Aux deux extrémités de cette contrée, qui
étoit alors très-peuplée et très-florissante,
il y avoit des temples dédiés à *Saturne*, où les
mélancoliques se rendoient en foule, et où
des prêtres, profitant de leur crédulité con-
fiante, secondoient leur guérison prétendue
miraculeuse par tous les moyens naturels que
l'hygiène peut suggérer : jeux, exercices récréa-
tifs de toute espèce institués dans ces temples,
peintures voluptueuses, images séduisantes
exposées de toutes parts aux yeux des malades.
Les chants les plus agréables, les sons les plus
mélodieux charmoient souvent leurs oreilles ;
ils se promenoient dans des jardins fleuris,
dans des bosquets ornés avec un art recherché ;
tantôt on leur faisoit respirer un air frais et
salubre sur le Nil, dans des bateaux décorés,
et au milieu des concerts champêtres ; tantôt
on les conduisoit dans des îles riantes, où
sous le symbole de quelque divinité protec-
trice, on leur procuroit des spectacles nouveaux, et ingénieusement ménagés, et des

sociétés agréables et choisies; tous les momens, enfin, étoient consacrés à quelque scène gaie, à des danses grotesques, à un système d'amusemens diversifiés et soutenu par des idées religieuses.

« Un régime assorti et scrupuleusement observé, le voyage nécessaire pour se rendre dans ces saints lieux, les fêtes continuelles instituées à dessein le long de la route, l'espoir fortifié par la superstition, l'habileté des prêtres à produire une diversion favorable, et à écarter des idées tristes et mélancoliques, pouvoient-ils manquer de suspendre le sentiment de la douleur, de calmer les inquiétudes, et d'opérer souvent des changemens salutaires, qu'on avoit soin de faire valoir pour inspirer la confiance et établir le crédit des divinités tutélaires ! » (*Pinel*, Nosographie philosophique, cinquième édition, tome 3, page 99.)

D'après ce que nous venons de lire, il est facile de concevoir que les secours de l'hygiène sont de la plus grande importance, et qu'ils suffisent même dans bien des cas, pour détruire le délire mélancolique.

Hippocrate, *Celse*, *Galien*, les Arabes et
les modernes, ont considéré l'air comme
pouvant produire les plus grands effets sur
les facultés morales de l'homme. L'expérience
nous prouve chaque jour la vérité de ces
observations.

L'air épais et humide a beaucoup d'influence sur la mélancolie. Les personnes qui
le respirent habituellement doivent voyager
dans le midi de la France, et faire quelque
séjour sous le beau ciel de la Provence et
du Languedoc. Le climat sec et tempéré de
Montpellier leur est très favorable. On peut
en dire autant de celui de Nice et de Grasse.

Le territoire de ces villes est délicieux. Il
offre partout des sites romantiques et l'aspect le plus riant. Le thym, le myrte, le
genêt, le romarin, et d'autres arbustes aro-
matiques qui croissent sans culture sur les
monts d'alentour, répandent les principes
les plus doux dans une atmosphère pure,
fraîche et tempérée.

Les mélancoliques qui vivent dans un climat où le mercure s'élève à une grande hau-
teur, doivent rechercher des contrées moins
chaudes.

Les vêtemens des mélancoliques, comme ceux de toutes les personnes qui veulent conserver leur santé, doivent être propres, aisés, commodes, relatifs à la saison.

Plusieurs auteurs exigent qu'ils soient chauds, pour entretenir ou rétablir la transpiration, parce que ce moyen peut opérer une crise salutaire, comme l'ont observé *Sanctorius* (1), *Perfect* (2), et M. *Esquirol* (3).

Les femmes, pour suivre les sages préceptes de *Gaubius*, de *Vicq-d'Azir*, et de plusieurs autres médecins illustres, doivent abandonner les buscs dont l'usage présente des dangers.

Les bains tièdes sont d'une utilité généralement reconnue. *Galien* guérit plusieurs mélancoliques en n'employant que ce moyen.

Le docteur *Fowler*, médecin de la Retraite, établissement formé près d'Yorck, pour la guérison des aliénés appartenans à la société des Quakers, a retiré de grands avantages du bain tiéde. Il l'administroit en augmentant

---

(1) *De medicinâ staticâ.*
(2) *Annals of insanity.*
(3) Dict. des Scienc. médic. art. *Folie.*

graduellement la durée, de vingt minutes à une heure, et la chaleur, de quatre-vingt-cinq à quatre-vingt dix-huit degrés du thermomètre de *Fahrenheit*, (vingt-quatre═trente de *Réaumur*). Le docteur *Willis* en a reconnu l'utilité dans l'interrogatoire qu'il subit en 1807 devant un comité de la Chambre des Communes (1).

Les médecins anglais qui ont écrit depuis peu sur la mélancolie ont professé la même opinion. *Arétée*, *Alexandre de Tralles*, *Celse*, *Cælius-Aurélianus*, avoient reclamé depuis long-temps l'usage du bain tiède. Je ne puis mieux le préconiser, qu'en disant qu'il sert, pour ainsi dire de base à la méthode si heureusement employée à la Salpêtrière et à Bicêtre, par MM. *Pinel*, *Esquirol*, et *Hébréard*.

Le régime doit être strictement observé. Son importance a été proclamée par *Alexandre de Tralles*, qui disoit avoir plus guéri de mélancoliques par le régime, que par les médicamens : *quod plerosque potius victu quàm medicamentis sanaverim.*

_____

(1) Bibliothèque britannique, N° 468, juin 1815.

On proscrira les mets irritans, grossiers, visqueux, venteux et de difficile digestion. On recommandera, au contraire, les viandes douces, fraîches, rôties, telles que le bœuf, le mouton, l'agneau, le veau, le chevreau, les poulets, les perdreaux.

Les végétaux qui contiennent en abondance le principe sucré, ainsi que la matière acidule, sont bienfaisans. Nous distinguerons parmi les herbes potagères : la chicorée, les épinards, l'oseille ; et parmi les fruits : les cerises, les fraises, les framboises, les oranges, les grenades, les citrons, les groseilles, les mûres, les pruneaux. *Fernel*, *Van-Swieten*, *Lorry*, ont vu plusieurs mélancoliques guéris par l'unique usage des cerises, des fraises, des framboises et des mûres.

Les vins légers pris en petite quantité, et mêlés avec beaucoup d'eau, peuvent être prescrits avantageusement, ainsi que l'orangeade, la limonade, l'eau de framboise, de groseille, de fraise.

L'eau pure peut être donnée en très-grande quantité. *Hufeland* la considère comme fort utile dans les vésanies. *Le Roi*, d'Anvers, avoit

depuis long-temps fait insérer dans les jour=
naux de médecine une notice sur les avantages
de l'eau froide contre le suicide.

Plusieurs faits semblent justifier cette pra-
tique. Le plus intéressant est celui de *Theden*,
chirurgien, qui, ayant été très-hypocon-
driaque dans sa jeunesse, finit par tomber
dans la mélancolie avec penchant au suicide;
l'usage copieux de l'eau froide lui rendit la
santé. Par reconnoissance et par habitude, il
en buvoit jusqu'à vingt-quatre et trente
livres par jour, à l'âge de quatre-vingts ans.
Hufeland confirme ce fait par deux observations nouvelles (1).

Les voyages produisent ordinairement des
effets très-heureux. *In insaniâ*, dit Celse,
*regiones mutare debere œgros, et si mens redit,
annua peregrinatione esse jactandos.*

Lorsque des obstacles invincibles empêchent
les mélancoliques de voyager, il faut au moins
qu'ils se procurent un exercice modéré. La
variété des objets dans leurs promenades peut

---

(1) Dictionn. des Scienc. médic. art. *Folie*, par
M. *Esquirol.*

opérer une diversion dans les idées, faire naître de nouvelles pensées, occuper l'esprit d'une manière agréable, surtout si les sites sont gais et romantiques.

On a conseillé d'envoyer les mélancoliques aux eaux minérales. Voici le sentiment qu'exprime à ce sujet *Théophile Bordeu*, dans ses Recherches sur les maladies chroniques : « **Le traitement des eaux minérales à leur source, est sans contredit, de tous les secours de la médecine, le mieux en état d'opérer pour le physique et le moral, toutes les révolutions nécessaires et possibles dans les maladies de ce genre. Tout y concourt, le voyage, la diversité de nourriture, l'air surtout qu'on respire, et qui baigne et pénètre le corps, l'étonnement où l'on se trouve sur les lieux, le changement de sensations habituelles, les connoissances nouvelles qu'on fait, les petites passions qui naissent dans ces occasions, l'honnête liberté dont on jouit : tout cela change, bouleverse, détruit les habitudes d'incommodités et de maladie. »**

Sydenham considère l'équitation comme un des remèdes les plus efficaces dans bien des

maladies. Cet exercice aussi salutaire qu'a-
gréable, est indiqué comme un secours vraiment médicinal dans les affections mélancoliques. Les promenades à cheval produiront
des effets très-satisfaisans, si l'on a soin de
les diriger principalement dans des lieux es-
carpés, dans des sentiers raboteux, où il est
difficile de conduire un cheval. L'aliéné,
obligé de porter toute son attention sur les
mouvemens qu'il doit lui donner, n'aura pas
le temps de s'occuper de l'objet de son délire.

On peut espérer aussi d'heureux résultats
des courses en voiture. La calèche est la plus
convenable, en ce qu'elle permet de respirer
librement, et ne cache point les objets qui
s'offrent à la vue. Il faut, surtout, préférer
les mauvais chemins, parce que les secousses
sont ordinairement favorables.

M. le professeur *Richerand* est dans l'usage
de conseiller aux personnes occupées d'une
seule idée, de conduire elles-mêmes un ca-
briolet dans les rues de Paris les plus fré-
quentées. Il est impossible, dit-il (1), que

(1) Des Erreurs populaires relatives à la médecine. Paris, 1810, pag. 131.

l'idée dominante ne soit point éloignée ; au moins pour quelques heures, lorsque l'on court à chaque instant des dangers où l'existence d'autrui se trouve compromise ainsi que la nôtre. Les gens riches en Angleterre évitent le spleen dont ils sont menacés, en tenant la place de leurs cochers plusieurs heures chaque jour dans les rues de Londres. Le célèbre tragique *Alfieri* nous apprend dans les mémoires de sa vie, que consumé par l'ennui le plus profond, il ne le rendoit supportable que par cette espèce d'exercice.

L'exercice de la chasse est fort utile ; s'il est porté à l'excès, il devient une passion qui peut remplacer la passion dominante du mélancolique.

Le jeune homme dont j'ai parlé à l'article de l'amour, après avoir employé sans succès tous les moyens propres à déraciner de son cœur l'objet de sa passion, et à dissiper l'ennui qui le dévoroit, se livra avec une sorte de fureur à la chasse, et trouva dans cet exercice immodéré un remède souverain qui le guérit radicalement.

Otia si tollas, periére Cupidinis arcus.
OVID.

7

On peut retirer les plus grands avantages du mail, de la natation, du volant, des quilles, de la paume, du ballon, de l'escrime, du billard, ainsi que de tous les jeux qui exercent le corps, récréent l'esprit, et exigent une attention soutenue.

Les travaux manuels sont indispensables. « Tant que les mélancoliques peuvent s'y livrer, il faut leur fournir du travail. Toutes les bizarreries de l'imagination prennent une force singulière dans l'oisiveté ; une occupation soutenue, en fournissant une pâture à l'activité de tous les organes, de ceux de l'esprit autant que de tous les autres, pourra maintenir les facultés dans un état d'équilibre ; or, cet état constitue la santé du cerveau, comme celle des autres parties du système vivant. Ainsi donc, on occupera les fous dans tous les lieux destinés à les traiter ou à les garder ; on emploîra même, s'il est nécessaire, un certain degré de *terreur* (1), pour forcer au travail ceux qui s'y refuseroient, et qu'on en juge-

---

(1) J'ai souligné le mot *terreur*, parce qu'il m'a paru déplacé, et que j'ai craint qu'un nom célèbre

roit capables. » (*Cabanis*, Vues sur les Sé-
cours publics.)

Les travaux de l'agriculture ont souvent et
puissamment contribué à la guérison de la
mélancolie.

Grégory raconte qu'un fermier dans le nord
de l'Écosse avoit acquis une assez grande réputation dans l'art de guérir l'aliénation mentale. Il n'entendoit rien à la médecine ; mais
c'étoit un homme de bon sens, très-vigou-

---

n'autorisât la dureté de ceux qui ne sont que trop
disposés à user de rigueur envers les aliénés.

Lorsque *Cabanis* publia ses vues sur les fous, le
traitement n'étoit pas encore assez avancé pour
qu'elles fussent toutes bien exactes. J'ai suivi les
visites de MM. *Pinel* et *Esquirol* à la Salpêtrière ;
celles de M. *Hébréard* à Bicêtre. Je regrette de n'a-
voir pas été assez heureux pour profiter de celles de
M. le professeur *Royer-Collard*, à Charenton ;
mais je sais que ses principes sont les mêmes que
ceux de ses confrères.

Ces savans estimables, à qui la médecine philosophique doit des progrès réels, n'usent presque jamais de *terreur;* ils traitent, au contraire, leurs
malades avec la plus grande douceur ; et ce moyen
réussit toujours[1], par l'empire qu'ils savent prendre
sur leur cœur et sur leur esprit.

reux, et assez brutal. Sa méthode étoit des plus
singulières. Il occupoit ses malades à cultiver
ses terres. Les uns lui servoient de garçons
de ferme, les autres, de bêtes de somme ; il
les atteloit à sa herse et à sa charrue, après
les avoir réduits à l'obéissance la plus complète par de grands coups de fouet, qu'il
leur donnoit au moindre acte de rébellion (1).

« Une méthode semblable, mais plus
douce, est suivie avec succès par plusieurs
habiles médecins anglais ; ils cherchent à inspirer à leurs malades le goût de l'agriculture,
et les engagent à mettre eux-mêmes la main
à l'œuvre. » (Biblioth. britann., tom. 8ᵉ des
Sciences et Arts.)

M. *Pinel*, dont la doctrine est reçue et sert
de règle comme un véritable dogme, attache
beaucoup d'importance à l'agriculture. « Ce
seroit remplir l'objet dans toute son étendue,
dit-il dans son Traité sur la Folie, que d'ad-
joindre à tout hospice d'aliénés un vaste enclos,
ou plutôt de le convertir en une sorte de ferme,

---

(1) De pareils moyens conviendroient-ils à la
susceptibilité franç aise ?

dont les travaux champêtres seroient à la charge
des aliénés en état de pouvoir travailler. Nous
avons à envier à une nation voisine de la nôtre
un exemple qu'on ne sauroit trop faire connoître : cet exemple, ce n'est point l'Angleterre, ni l'Allemagne, qui le donnent, c'est
l'Espagne. Dans une de ses villes (Saragosse),
existe un asile ouvert aux malades, et surtout
aux aliénés de tous les pays, de tous les gouvernemens, de tous les cultes, avec cette
inscription simple : *Urbis et orbis.* Un travail
mécanique n'a point été seul l'objet de la
sollicitude des fondateurs de cet établissement ; ils ont voulu retrouver une sorte de
contre-poids aux égaremens de l'esprit, par
l'instinct naturel qui porte l'homme à féconder et à pourvoir ainsi à ses besoins par les
fruits de son industrie. Dès le matin, on les
voit, les uns remplir les offices serviles de
la maison, certains se rendre dans leurs ateliers respectifs, le plus grand nombre se diviser en diverses bandes, sous la conduite de
quelques surveillans intelligens et éclairés,
se répandre dans les diverses parties d'un
vaste enclos dépendant de l'hospice, se par-

tager, avec une sorte d'émulation, les travaux relatifs aux saisons, cultiver le froment,
les légumes, les plantes potagères, s'occuper tour à tour de la moisson, du treillage,
des vendanges, de la cueillette des olives, et
retrouver, le soir, dans leur asile solitaire le
calme et un sommeil tranquille. L'expérience
la plus constante a appris, dans cet hospice,
que c'est là le moyen le plus sûr et le plus
efficace d'être rendu à la raison ; et que les
nobles, qui repoussent avec mépris et hau-
teur toute idée d'un travail mécanique, ont
aussi le triste avantage de perpétuer leurs
écarts insensés et leur délire. »

L'étude a produit quelquefois la guérison
des mélancoliques ; on a soin de ne leur laisser aucun livre de nature à exalter l'imagination ; ceux qui traitent des sciences naturelles
de la botanique surtout, sont les plus convé-
nables.

Un anatomiste étoit tombé dans la mélancolie à la suite d'un profond chagrin, et avoit,
en quelque sorte, oublié son état. Il eut un jour
l'idée de reprendre ses anciens travaux, quoique sa santé fût extrêmement affoiblie. Il se

remit à disséquer ; il ouvrit de nouveau un cours d'anatomie ; il parvint ainsi à dissiper son chagrin, et il guérit en peu de temps.

Un homme très-respectable étant tombé, sans cause apparente, dans la mélancolie, en avoit contracté une indifférence totale pour sa famille et ses affaires, dont il ne s'occupoit plus, se sentoit incapable de fixer son attention sur quelque objet étranger à son délire, étoit constamment traversé par les idées les plus noires, et ne mangeoit même plus qu'avec répugnance, en sorte qu'il étoit devenu fort maigre, et d'une foiblesse d'esprit qui alloit tous les jours en augmentant d'une manière effrayante. Un jour que, dans un moment lucide, il réfléchissoit à sa triste situation, il sentit la nécessité et prit la ferme résolution de vaincre son indolence, et de s'appliquer de nouveau à l'étude des mathématiques, qu'il avoit apprises dans sa jeunesse. Les premiers essais qu'il fit pour résoudre les problèmes les plus faciles, lui donnèrent beaucoup de peine, et le fatiguèrent incroyablement ; mais il se fit une loi de persévérance dans sa résolution. Il éprouva de

jour en jour moins de difficulté à fixer son
attention. Il recouvra aussi graduellement de
l'appétit ; sa tristesse diminua, et enfin il se
guérit complétement. (Biblioth. britann.,
n° 468, juin 1815.)

Alvus pertinax morborum chronicorum ma-
ter, dit *Klein*, dans son *Interpres clinicus.*
L'observation de ce judicieux médecin est
d'une vérité frappante. L'illustre *Van Swie-*
ten rapporte des faits nombreux qui peuvent
la faire ressortir.

Nous en trouvons dans les Mémoires d'une
société étrangère (*in actis petropolitanis*) qui
concernent spécialement la melancolie. Tel
est le cas suivant :

Judeæ virginis melancolicæ alvus pertinacis-
sime clausa fuerat, *unà cum urinæ suppressio-*
ne, *summoque fastidio omnis cibi ac potus*, *et*
quidem per plures menses.

Forestus fait mention d'un vieillard mélancolique, chez lequel on remarqua, pendant
trois mois entiers, l'absence de toute évacuation alvine.

M. le docteur *Louyer-Villermai* cite, dans
son Traité des maladies nerveuses, un fait

d'un semblable accident, qui s'est prolongé pendant soixante jours.

J'ai observé un mélancolique avec penchant au suicide, qui présentoit le même phénomène ; l'évacuation des matières fécales a disparu entièrement pendant vingt-sept jours.

Catulle, qui aimoit à se jouer de son imagination, s'égaie aux dépens d'un mélancolique dans les vers suivans :

Culus tibi purior salillo est,
Nec toto decies cacas in anno :
Atque id durius est fabâ, et lapillis ;
Quod tu si manibus teras, fricesque,
Non unquam digitum inquinare possis.

La constipation à laquelle les mélancoliques sont sujets offre des dangers ; elle aggrave l'état de la maladie, si elle est trop considérable. Pour remédier à cette indisposition, deux grands philosophes, qui n'étoient pas étrangers à la médecine, *Bacon* et *Locke*, ont conseillé de solliciter tous les matins la nature à l'évacuation des matières fécales, soitqu'on en éprouve ou non le besoin, et cette habitude devient avec le temps

7.

une seconde nature. Lorsque ces matières ne
sont point expulsées, il faut tâcher de ra-
mener la liberté du ventre par des laxatifs.

« Chez les mélancoliques, dit *Cabanis*,
c'est l'humeur séminale elle seule qui communique une âme nouvelle aux impressions,
aux déterminations, aux mouvemens : c'est
elle qui créé dans le sein de l'organe cérébral
ces forces étonnantes employées à poursuivre
des fantômes, à systématiser des visions. »

Sans être aussi exclusif que *Cabanis*, sans
faire jouer un aussi grand rôle à la semence,
on doit avouer, que la privation des plaisirs
vénériens peut être une des causes de la mélancolie, comme nous l'avons déjà dit avec
plusieurs médecins observateurs.

Un jeune homme de vingt-deux ans, fort
pieux, et d'un tempérament ardent, n'osoit
pas remplir le vœu que sollicitoit impérieu-
sement la nature ; il tomba dans la mélancolie. Le médecin chargé de le soigner soup-
çonna que la présence d'une semence trop
abondante avoit occasionné la maladie, il
fit tous ses efforts pour vaincre sa résistance ;
il y réussit. Le malade goûte enfin les plaisirs

de l'amour ; l'excrétion de l'humeur séminale le guérit promptement.

Aëtius a trop prôné les avantages que l'on peut retirer du coït, qu'il prescrit comme un véritable spécifique. L'usage de l'acte vénérien peut être plus funeste que la privation, surtout s'il est immodéré (1). Il doit être utile, lorsque la continence a produit la maladie. *Tunc ex fonte divini amoris saluberrimæ contra hoc malum aquæ hauriuntur.* (Juncker.)

Lorry et plusieurs autres médecins ont observé que le ptyalisme accompagne fréquemment la mélancolie.

On ne doit pas craindre, dit *Dumas* (Doctr. générale des maladies chroniques, page 121), que la sputation fréquente dessèche le corps des mélancoliques, qu'elle les fasse tomber dans la consomption, comme l'a pensé *Boërhaave* (2), qui conseille à ces malades d'avaler leur salive, plutôt que de la rejeter ; car d'a-

(1) *Vid.* Fred. Hoffmanni *Opera omn'a Medico-Physica ; cap. Melancholia a nimiâ seminis profusione.* tom. III , pag. 255.

(2) *Dumas* ne parle pas de *Gaubius* , qui professe la même opinion.

près l'observation judicieuse de *Piquer*, les
malades qui avalent cette salive deviennent
sujets aux langueurs d'estomac, aux pesan-
teurs, aux défaillances, aux vertiges.

MM. *William Perfect* et *Esquirol* ont vu
des mélancoliques guéris par le ptyalisme.

Les hémorroïdes peuvent procurer beaucoup de soulagement, et donner même la
solution de la maladie.

Hippocrate, Arétée, Galien, Aëtius, Sthal,
Hoffman, Boerhaave, Van-Swieten, Lorry,
Piquer, MM. *Pinel, Esquirol,* les médecins
anglais, ont signalé cette heureuse crise. Dans
le cas de pléthore, on pourra exciter les
hémorroïdes. Cependant, pour suivre les
préceptes des *Rivière,* des *Haller,* des *Barthez,*
des *Chiarugi ,* des *Dumas,* il faudra bien se
garder de procurer un flux trop abondant,
qui, loin d'être avantageux, peut devenir funeste, en augmentant l'irritation spasmo-
dique, l'orgasme nerveux.

Les médicamens doivent être propres à
relâcher les vaisseaux, à évacuer doucement.
Il faut être très-circonspect dans leur emploi,
se borner à ceux qui sont absolument néces-

saires, suivant toujours les indications fournies
par les causes et les effets. On ne perdra jamais
de vue le précepte de Sauvages : *nil magis
nocet quam repetita evacuantia.*

Le docteur *Retz* (Maladies de la peau et
de l'esprit, troisième édition) pense qu'un
émétique enlève presque toujours la cause de
l'altération morale. Il va plus loin, en avan-
çant gravement qu'il peut guérir non-seulement le spleen, mais détourner l'homme de
tous les crimes (1). Sans doute les évacuans

---

(1) Malheur à ceux qui raisonnent sans connoître
les bornes de la raison humaine, puisque c'est aux
dépens de leur raison même ! *Cicéron* a dit qu'il n'y
a pas de système si extravagant, si absurde, qui n'ait
été sérieusement embrassé et soutenu. Il seroit impossible de faire une histoire complète des erreurs
de l'esprit humain. *Arnold de Villeneuve* prétendit
un jour que le moyen d'éviter les passions, étoit de
priver les enfans du lait de femme.

Le docteur *Retz*, après avoir soutenu qu'un émétique détourne l'homme du crime, ajoute ces mots:
« Les Hollandais avoient autrefois une singulière
» coutume : chaque année, les pères et les mères de
» famille s'assembloient un jour marqué avec tous
» leurs enfans dans un même lieu ; là, tous prenoient
» de l'infusion de l'herbe de Paraguai, et vomissoient

sont parvenus quelquefois à dissiper la mélancolie sans le secours des moyens moraux,
les trois faits que cite ce médecin en fournissent la preuve. Cependant on ne les considère ordinairement que comme auxiliaires.

Lorsque les premières voies seront affectées,
on fera usage des évacuans, en employant
toujours les plus doux. On pourra prescrire,
ainsi que le fait M. *Pinel*, une abondante
décoction de chicorée, avec quelque sel pur-
gatif, le petit lait simple ou vineux, les eaux
minérales, les émulsions d'amandes, les dé-
coctions d'orge avec la gomme arabique, et
le sucre. On pourra donner une légère limonade ou orangeade, ou bien d'autres boissons mucilagineuses, sucrées et acidulées.

» dans le même vase. Il est possible que cette cou-
» tume ait contribué à rendre la nation hollandaise
» une des plus pacifiques de l'Europe ; il ne seroit
» peut-être pas impraticable d'introduire une mé-
» thode semblable, qui remplit le même but que
» l'usage anniversaire de l'herbe de Paraguai, dans
» les familles des pauvres gens, où les crimes pren-
» nent le plus souvent leur source. » *O vands hominum mentes ! ó pectora cæca !*

M. le docteur *William Perfect*, qui s'est long-temps occupé du soin des aliénés avec le plus grand succès, fait prendre aux mélancoliques quelquefois alternativement avec le bain, le tartre de soude ou le tartrate de potasse soit seul dans une décoction d'orge, soit allié avec une substance douce, sucrée, comme la manne.

Hippocrate a observé qu'une légère diarrhée est d'un favorable augure.

M. *Pinel* et plusieurs médecins anglais qui se sont occupés spécialement des maladies de l'esprit, ont donné des observations conformes à celle du père de la médecine.

Lorsque le médecin le croira convenable, il tâchera d'amener un léger flux de ventre, en évitant néanmoins de le pousser jusqu'à un état qui puisse énerver le malade.

Quelques détails sur l'ellébore ne seront point déplacés ici.

L'ellébore des anciens croissoit en abondance dans l'île d'Antycire, sur les bords du Pont-Euxin, et surtout au pied du mont Olympe. L'ellébore que l'on recueille dans

ces contrées, sur les Alpes et les Pyrénées ;
et que nous cultivons dans nos jardins, ne
cadrant pas dans tous les points avec celui des
anciens, il faut présumer que ce végétal n'est
pas le même, si l'on veut ajouter foi aux
cures étonnantes que l'antiquité lui attribue (1).

*Hippocrate, Arétée, Alexandre de Tralles,
Celse, Galien,* étoient fort prévenus en sa
faveur; en le préconisant, ils exagéroient sans
doute sa vertu. Cependant l'autorité de ces
grands maîtres est assez imposante pour faire
croire qu'ils avoient des preuves, lorsqu'ils
recommandoient l'herbe de l'île d'Antycire
comme un remède souverain.

Les médecins de ce siècle, loin de considérer l'ellébore qui nous est familier comme

_____

(1) *Hérodote, Pline, Galien, Dioscoride, Pausanias,* parlent d'une cure peut-être fabuleuse opérée
par *Mélampus.* Ce berger, fils de roi, favori des
Muses, fameux devin, habile médecin, vivoit avant
la guerre de Troie ; il guérit les filles de *Prœtus,*
qui se croyoient changées en vaches, en leur faisant
prendre de l'ellébore noir, qu'on nomma depuis
melanpodium.

ùn spécifique, en font peu de cas, dans la persuasion intime que le traitement moral peut opérer bien plus facilement la guérison des mélancoliques, si l'on suit l'impulsion donnée par les progrès de l'entendement humain (1), et que, dans les cas où les purgatifs sont nécessaires, il en est de moins violens, que l'on peut employer avec plus de fruit.

Une humeur dominante, qui est une cause continuelle d'irritation pour tout le système, dit le célèbre *Dumas*, dans sa Doctrine des maladies chroniques, peut être associée avec la mélancolie. C'est en écartant l'humeur des parties où elle exerce la plus grande irrita-

_____

(1) Les améliorations du traitement des aliénés tiennent à des études d'un ordre très-élevé, à l'observation suivie de leur état moral, et des aberrations de leurs idées, dont on a d'abord été redevable aux Anglais et aux Allemands, mais qui s'est introduite en France avec beaucoup de succès, et dont M. *Pinel* et d'autres médecins ont obtenu d'admirables résultats, en faisant venir la psycologie la plus délicate au secours de l'art de guérir. (*Cuvier*, Rapport historique sur les progrès des sciences naturelles. Paris, 1810, pag. 348 de l'édit. in-8°.)

tion, que les dépôts ou les abcès ont souvent amené la terminaison heureuse de la maladie. *Meibomius* rapporte, qu'ayant donné à un mélancolique des remèdes capables d'exciter les selles et la transpiration, il se développa subitement vers les fesses un abcès noir et sale, qui délivra le malade de sa mélancolie. On ne se pressa point de consolider l'ulcère, afin de laisser une voie long-temps ouverte, pour épuiser la matière nuisible.

Ferriar, dit M. *Pinel*, consulté par les amis d'un jeune homme tombé dans la plus profonde mélancolie, fait diverses questions relatives à ses causes : il apprend que, depuis plusieurs années, le malade étoit sujet, au printemps, à une éruption herpétique, qui occupoit une partie du dos en s'étendant jusqu'à l'épaule, et que la délitescence de cette éruption avoit été l'époque de l'invasion de la maladie; il prescrit un séton à la nuque ; du troisième au quatrième jour, il s'établit un écoulement d'une matière très-fétide ; dès lors l'état moral change et s'améliore successivement ; un rétablissement complet devient ensuite le fruit d'un exercice de corps,

soutenu de l'usage du bain de mer et d'un
régime tonique.

Les vésicatoires, les ventouses, les appli-
cations irritantes ont réussi à M. le docteur
Esquirol, lorsqu'il y avoit eu métastase. Ce
jeune et savant médecin a obtenu des avantages réels de l'application de ces remèdes
douloureux dans la mélancolie avec stupeur.

Les mélancoliques, comme nous l'avons
déjà observé, sont sujets à des veilles opiniâtres : quelques médecins ont conseillé les
narcotiques comme propres à remédier à l'in-
somnie ; M. le professeur *Chiarugi* me paroît
en avoir abusé. Lorsque ces remèdes ne
forcent pas le sommeil, et cela arrive souvent, M. *Chiarugi* lui-même en convient,
ils irritent considérablement.

Valsalva, *Morgagni*, *Home*, *Barthez*,
MM. *Pinel*, *Mason Cox*, *Esquirol*, veulent
qu'on les administre avec la plus grande ré-
serve. Rien ne tend plus directement à la
guérison de la mélancolie que le sommeil. On
parviendra plus utilement et sans crainte à
rétablir l'intégrité de cette fonction, en pres-
crivant aux malades des alimens faciles à di-

gérer ; ceux qui sont fournis par le règne végétal leur seront donnés au souper, qui doit
être très-léger, pour éviter de laborieuses di-
gestions. On favorisera encore le sommeil par
des moyens simples, tels que l'agriculture, les
ouvrages des mains, les promenades à pied,
à cheval, en voiture.

Il est des mélancoliques qui s'obstinent à
refuser toute sorte de nourriture, et finissent
par tomber dans le marasme et la consomption : avant de les contraindre, le médecin
doit bien étudier le motif de cette détermi-
nation. Tantôt ils montrent un refus obstiné,
parce qu'ils soupçonnent qu'on veut les em-
poisonner ; tantôt ils trouvent mauvais tout
ce qu'ils mangent ; d'autres fois ils ont pris
la résolution de cesser de vivre.

Dans le premier cas, on s'efforcera de vaincre ce refus en combattant leurs craintes, ou
bien en plaçant des alimens à leur portée,
de manière qu'ils puissent les prendre comme
s'ils les déroboient ; car alors ils ne craignent
plus d'être empoisonnés.

Dans le second cas, un émétique, en dé-
barrassant l'estomac, suffit souvent pour

vaincre leur répugnance à prendre de la nourriture.

.Dans le troisième cas, on emploîra tous les moyens imaginables pour les empêcher de mourir de faim. « On a d'abord récours, dit M. *Pinel* (1), à des moyens doux, à des invitations pressantes, pour faire ouvrir la bouche, qui est tenue opiniâtrément fermée. Si la résistance persévère, et que l'aliéné ne veuille point mâcher la nourriture solide qu'on lui donne, on essaie de lui faire prendre des boissons nourrissantes, un potage avec du riz, du vermicelle ou du lait, qu'on intro- duit dans la bouche avec une cuiller de fer, pour pouvoir écarter les dents que l'aliéné tient fortement serrées. Si ce moyen est in- suffisant, et que la boisson elle-même soit rejetée, on se sert, suivant la méthode de M. *Pussin*, d'un biberon ; on ferme alors les narines, et l'aliéné étant obligé d'ouvrir la bouche pour respirer, on saisit ce moment pour faire avaler quelque liquide substantiel ;

_____

(1) Traité médico-philosophique sur l'aliénation mentale, 2ᵉ édit. Paris, 1809, pag. 296.

et on réitère ce procédé à diverses reprises
le même jour, et plusieurs jours de suite.
Dans un cas où tous les moyens que je
viens de citer avoient échoué, je fis acheter
une sonde élastique, qu'on introduisit dans
une des narines, et à l'aide de laquelle on fit
passer un peu de substance liquide dans l'estomac, et on soutint ainsi les forces en at-
tendant que l'aliéné se déterminât à prendre
volontairement de la nourriture. »

M. *Hill*, médecin anglais, conseille, pour
faire ouvrir la bouche aux fous, de placer les
pouces dans l'excavation, qui est derrière
chaque oreille près du condyle de la mâchoire inférieure, et de pousser fortement (1).

Un médecin écossais de ma connoissance
est appelé auprès d'une jeune demoiselle mélancolique, qui refusoit depuis trois jours
toute nourriture, dans l'intention de mourir
de faim. Après avoir inutilement essayé de
la persuader, par les plus vives instances,

_____

(1) Geo. Ness. Hill, *an Essay on the prevention
and cure of insanity; with observations on the rules
for the detection of pretenders to madness.* in-8°.
London, 1814, *pag.* 293.

les plus tendres prières, il cherche à inspirer
le sentiment de la crainte ; il va jusqu'à la
terreur, et n'oublie aucun des moyens dont
j'ai parlé. Vains efforts ! rien ne lui réussit.
Il tente alors l'expédient indiqué par le docteur *Hill*.

La mélancolique, qui avoit persisté dans
son refus, malgré les souffrances qu'on lui
avoit fait endurer, en la tourmentant de toutes
les manières, ne résiste pas à cette dernière
épreuve ; elle consent à prendre la nourriture
qu'on lui présente.

La machine rotatoire, que l'ingénieux
Erasme Darwin a fait connoître au commencement de ce siècle, mérite de fixer un instant notre attention. Cette machine a beaucoup de rapport avec notre jeu de bague ; on
l'emploie dans plusieurs établissemens anglais, pour procurer le sommeil, pour évacuer, ou bien comme moyen de répression.

M. le docteur *Joseph Mason Cox* a fait
de nombreuses expériences dans son établissement de Fishponds, près de Bristol. Les
avantages qu'il a retirés de cette machine
l'ont déterminé à en faire un grand usage,

M. le docteur *Fox*, dont l'établissement est à peu de distance de celui de M. *Cox*, s'applaudit tous les jours de l'avoir mise en usage.

M. *Hallaran*, autre médecin anglais, s'en sert aussi fort avantageusement, comme il nous l'apprend dans son ouvrage sur l'aliénation mentale, publié à Londres en 1810.

Les chefs de l'hospice d'Edimbourg, M. le docteur *Duncan* père, inspecteur, et MM. *Duncan* jeune, et *Spens*, médecins, sont prévenus contre cette machine, et ne l'emploient pas. M. le docteur *Monro*, et le célébre apothicaire *John Haslam*, qui ont dirigé, pendant plusieurs années, le plus fameux hospice des Iles Britanniques (Bethléem), ont négligé la machine d'*Erasme Darwin*. On m'a assuré que les médecins actuels, M. *Tothill*, et le fils du docteur *Monro*, à peine âgé de vingt-six ans, veulent l'adopter.

M. *de Horn*, médecin de l'hôpital de la Charité, à Berlin, et M. *Hufeland*, professeur à l'université de la même ville, en font usage.

Il en existe une à Genève, dont s'est servi
M. *Odier*, habile médecin de ce pays.

M. *Esquirol* dit, à l'article *Folie* du Dictionnaire des Sciences médicales, qu'il en a
vu une à l'hospice des *Anticailles*, où sont
traités les fous de Lyon ; c'est la seule, je
crois, que nous possédions en France.

En faisant connoître les moyens fournis
par l'hygiène, nous avons tracé en partie les
règles du traitement moral ; il est d'autres
ressources qui sont du même domaine, je
veux parler de l'heureux emploi de la musique, des passions, de quelques moyens ingénieux, de l'isolement.

Les effets de la musique méritent de fixer
l'attention du médecin : son pouvoir sur les
passions, son heureuse influence sur les maladies de l'esprit, ont été appréciés par les
anciens et les modernes.

Pythagore, *Empédocle*, *Platon*, *Zénon*,
Plutarque, lui attribuoient la vertu d'adoucir
les mœurs, et de calmer les passions. *Pythagore* vouloit que des musiciens assistassent au
coucher et au lever de ses disciples.

Simonide et *Montaigne*, père de l'auteur

8

des Essais, dans la crainte de troubler les facultés intellectuelles de leurs fils en inter-
rompant trop brusquement leur sommeil,
les faisoient éveiller au son des instrumens.

Galien rapporte qu'*Esculape* guérissoit ordinairement les maladies de l'esprit avec les
chants et l'harmonie. Tous les auteurs ont
vanté les avantages de la musique dans le
traitement de la mélancolie.

Saül, affecté de cette vésanie, ne pouvoit
soulager ses maux que par les sons mélodieux de la harpe de *David*.

Nous trouvons des exemples de mélanco-
lies guéries par la musique, dans l'histoire de
cet art par *Bourdelot*, dans les Essais de
Grétry, dans le Traité latin de *William Albret*;
du pouvoir de la musique sur l'esprit; enfin, dans les œuvres de *Schenckius*, de *Val-
lériola*, de *Boërhaave*, de *Mason Cox*.

Pour rendre la musique efficace dans le
traitement de la mélancolie, il est nécessaire
d'approprier les airs à l'état de l'aliéné, de
manière qu'ils puissent exciter les passions
auxquelles il peut être sensible. Par ce moyen,
on pourra venir à bout de ranimer son cou-

rage et ses forces, de dissiper ses craintes, sa tristesse, son affaissement, de détourner son esprit de la considération perpétuelle de l'objet de son délire, de désenchanter son imagination.

En parlant de la musique, j'aurois tort de ne pas faire connoître le sentiment bizarre et absurde de *J.-B. Porta*, gentilhomme napolitain. Cet homme, fort savant, mais doué d'une imagination gigantesque, avoit conçu le ridicule projet de faire de la musique un remède universel. Il prétendoit sérieusement qu'on pouvoit guérir toutes les maladies au moyen de la musique instrumentale, si l'on faisoit des flûtes ou autres instrumens avec le bois des plantes médicinales, en choisissant, pour chaque maladie, le son d'une flûte faite avec la plante dont l'usage intérieur étoit conseillé et réputé efficace dans cette même maladie. Par exemple, il vouloit qu'on traitât les fous avec une flûte d'ellébore.

L'art d'employer avec succès les facultés intellectuelles des aliénés, des mélancoliques en particulier, est extrêmement difficile. C'est la partie du traitement qui fait la gloire du médecin.   8.

Willis jouit d'une grande réputation justement acquise , pour avoir exercé cet art avec un talent admirable.

M. *Moreau de la Sarthe* a fait un beau portrait de ce vrai philantrope (1), dont le nom, connu dans toute l'Europe des personnes les plus étrangères à la science médicale, paroît inséparable de celui de folie.

MM. *Pinel* et *Esquirol* (2), ont fort bien tracé les règles du traitement intellectuel, en les appuyant de faits présentés avec autant de justesse que de clarté.

Crichton, *Arnold*, et autres médecins anglais, nous ont donné des écrits très-ingénieux sans doute, mais trop spéculatifs ; on regrette, après les avoir lus, que la médecine clinique n'y soit pas traitée jusque dans les plus petits détails, et avec tous les dévelop

---

(1) Voyez le bel article de M. *Moreau de la Sarthe*, sur la Médecine mentale , qui se trouve au tome neuvième de la partie médicale de l'Encyclopédie méthodique.

(2) *Pinel*, ouv. cit ; *Esquirol*, Des passions considérées comme causes, symptômes et moyens curatifs de l'aliénation mentale. Paris, 1805.

pemens qui auroient rendu ces ouvrages encore plus utiles.

Mason Cox et *Perfect* ne méritent pas ce
reproche, nous leur devons des histoires fort
détaillées.

La carrière qui s'offre devant moi est im-
mense, il seroit impossible de la parcourir dans toute son étendue. Je me bornerai
donc à un rapide aperçu de la partie du traitement moral dont je n'ai pas encore parlé, en
observant que je considère tout ce qui a rapport à la pure métaphysique comme étranger
au sujet que je traite.

Rien n'est si difficile que de bien diriger
les passions des mélancoliques. Il faut tâcher
d'asservir ou du moins de modérer celles qui
ont produit la maladie, et ne pas surtout
attendre qu'elles aient jeté de trop profondes
racines. Il faut combattre aussi celles qui
accompagnent la maladie, et leur en substi-
tuer de nouvelles.

Les résultats d'une expérience journalière
ont appris à M. *Pinel* et aux médecins anglais,
que la passion déréglée de la religion est souvent incurable. Pour la combattre efficace-

ment, il faut défendre aux mélancoliques qu'elle domine, la lecture des livres mystiques et les cérémonies du culte. L'observation suivante, de *Mason Cox*, vient à l'appui de ce précepte, qu'on viole rarement sans danger.

« Mad. ***, âgée de cinquante ans, naturellement triste, maigre et d'un tempérament mélancolique extrêmement marqué, avoit, dès son enfance, été sujette à une grande inégalité d'humeur. Elle étoit fort attachée à sa religion; elle en suivoit tous les préceptes à la lettre, et quoique sa conduite morale eût toujours été exemplaire, elle devint peu à peu extrêmement abattue et profondément affectée d'un chagrin dévorant. Elle passoit tous les jours et les nuits à soupirer, à verser les larmes les plus amères, sans aucune cause apparente. Elle cessa de prendre intérêt aux affaires de sa maison. On ne pouvoit la déterminer à aucune autre occupation qu'à lire des livres de piété, qu'elle expliquoit d'après son délire, et dont elle altéroit étrangement le sens.

» Enfin, ses idées devinrent de plus en plus

confuses ; et toujours dirigées sur la damnation éternelle , à laquelle elle se croyoit vouée.
Les flammes de l'enfer étoient toujours présentes à son esprit ; elle s'en occupoit sans
cesse ; rien ne pouvoit la distraire de ces
noires images ; l'espérance étoit tout-à-fait
anéantie dans son cœur, et la vie étant devenue pour elle un pesant fardeau, elle cher-
cha plusieurs fois à se détruire.

» Son appartement étoit entièrement décoré
de tableaux représentant les portraits des
saints, les tourmens des martyrs, les souffrances de Jésus-Christ, etc. Elle étoit en-
tourée de bibles et de livres de prières. Les
seules visites qu'elle recevoit étoient celles des
ministres de sa religion, qui employoient
tous les moyens en leur pouvoir pour dissiper ses craintes, mais sans succès.

» Ce fut dans cet état qu'on la confia à
mes soins. Je commençai par éloigner d'elle
tous les livres de piété, tous les tableaux,
toutes les visites. J'exigeai qu'elle ne vît que
moi et un domestique sous mes ordres. Je ne
permis aucun raisonnement, aucune conversation sur des sujets religieux. Je mis la plus

grande régularité dans les heures de son lever, de son coucher, et de ses repas. Je l'engageai à se promener tous les jours en plein air ; je poussois même quelquefois ces promenades jusqu'à la fatigue ; et j'eus le plaisir de voir, peu de jours après, que, quoique la religion fût encore l'objet de ses rêveries et de ses soliloques, ses regards étoient devenus plus naturels, ses idées moins incohérentes, et son âme quelquefois susceptible de distraction.

» Je lui donnai des remèdes pendant plusieurs semaines de suite ; mais ils ne réussirent point ; je fus obligé d'y renoncer, et je me bornai à un régime rafraîchissant, en essayant, par tous les moyens possibles, de la distraire et de l'intéresser, et en lui faisant faire un exercice continuel.

» Son état fut par là considérablement amélioré ; mais comme elle se plaignoit encore de foiblesse, je lui fis prendre des alimens plus nourrissans, et deux verres de bon vin par jour. J'eus soin d'obvier occasionnellement, par quelque doux laxatif, à la constipation à laquelle elle étoit sujette, et de va-

rier sans cesse ses occupations et ses amusemens, pour combattre le penchant qu'elle
avoit à la paresse.

» Ce traitement eut tout le succès que je
pouvois désirer; la malade se rétablit complétement dans l'espace de quelques semaines. »
(*Mason Cox*, Biblioth. britann., tom. 31,
pag. 373.)

Je pourrois citer beaucoup de faits analogues à celui que l'on vient de lire.

Lorsque l'amour a produit la mélancolie,
la possession de l'objet aimé est le remède
par excellence. *Plutarque* et *Valère-Maxime*
nous ont fait connoître un beau trait de *Se-
leucus*, que personne n'ignore. Ce prince
guérit son fils *Antiochus*, en lui immolant son
amour pour *Stratonice*.

Arétée nous entretient d'un mélancolique
que rien n'avoit pu guérir de sa maladie. On
lui accorda l'objet de son amour, et le délire
disparut tout à coup.

Dulaurens rapporte que *Diogène*, ayant un
fils que l'amour rendoit fou, fut contraint,
après avoir consulté l'oracle d'Apollon, de

8.

lui permettre la jouissance de son amante, et le guérit par ce moyen.

Un jeune Egyptien, dit le même auteur, aimoit passionnément une courtisane, qu'on nommoit *Théognide*. Le jeune homme dépérissoit en voyant son amour dédaigné. Un songe secourable la place entre ses bras, la met entièrement en sa puissance.

A son réveil, l'ardeur qui le consumoit est refroidie; sa mélancolie est guérie. Dès lors il ne recherche plus celle sans laquelle naguère il ne pouvoit vivre.

Celle-ci, instruite de ce fait, demanda judiciairement son salaire au jeune homme, en alléguant que c'étoit elle qui l'avoit guéri.

Le juge *Bochor* ordonna que le jeune Egyptien apporteroit une bourse pleine d'argent, qu'il la verseroit dans un bassin, et que la courtisane n'auroit pour paiement que le son et la couleur des écus, comme le jeune homme n'avoit eu de soulagement que par la seule imagination.

Si la possession de l'objet aimé est impossible, Avicenne conseille : *Emptionem puellarum, et plurimum concubitum ipsarum, et earum renovationem et delectationem cum illis.*

Ce moyen ne me paroît guère meilleur que celui que nous fournit *Ovide*. Les préceptes de ce poëte, plus spirituel que tendre, ont été prônés par des médecins qui, sans doute, n'étoient pas docteurs en matière d'amour. Ceux qui connoissent le cœur humain, après avoir lu les vers que je vais citer, sanctionneront, sans doute, mon jugement.

Exige quod cantet, si qua est sine voce, puella ;
Non didicit chordas tangere, posce lyram,
Turgida, si plena est, si fusca, nigra vocetur,
Et poterit disci rustica, si proba est :
Hortor et ut pariter binas habeatis amicas,
Alterius vires subtrahit alter amor.
Intrat amor mentes usu, dediscitur usu.

En parcourant les ouvrages de médecine, où l'on traite de la folie d'amour, je me suis aperçu que l'on a presque toujours oublié les femmes ; tous les préceptes intéressent uniquement les hommes. Cependant les femmes sont plus sujettes à la folie érotique que les hommes : on ne les guérira pas avec la chasse et les moyens que propose *Avicenne*. Les secours hygiétiques peuvent être fort utiles, mais il faut choisir ceux qui conviennent à chaque sexe. Les voyages, en éloignant de l'esprit les souvenirs qui l'affectent, présentent un remède efficace.

Je n'en dirai pas davantage sur les passions qu'il faut détruire ; je vais parler de celles qu'il faut quelquefois provoquer.

Lorsque tous les moyens de traitement ont échoué, on peut avoir recours à la méthode perturbatrice, causer aux mélancoliques de vives commotions capables d'intervertir la série des mouvemens du système nerveux, et de lui en imprimer de nouveaux. Un bain de surprise, par exemple, a procuré un heureux résultat. Cependant, je n'insisterai pas sur cette tentative malheureusement trop prônée par *Van-Helmont*, *Boërhaave*, et son illustre commentateur ; elle peut être dangereuse en aggravant l'état de la maladie, qui devient quelquefois incurable.

Une émotion vive, profonde, imprévue, a guéri plusieurs mélancoliques. Voici quelques observations à ce sujet :

Un homme, qui jouit actuellement d'une raison parfaite, étoit affecté, il y a deux ans, d'une mélancolie opiniâtre et rebelle à tous les secours de l'art; il entreprit un voyage sous la conduite d'un ami.

Un jour, étant sur un grand chemin, et éloignés de toute habitation, ils sont surpris par un violent orage. La pluie tomboit par torrens, et la foudre éclata près d'eux. Alors la peur s'empare du malade. Arrivé une heure après, avec son ami à la première auberge qu'ils rencontrent, il parle toute la soirée de son péril, oublie l'objet de son délire, et guérit radicalement.

Dans une petite ville, à une lieue de Berlin, un soldat, victime d'un amour malheureux, tombe dans la mélancolie avec douleur de la vie, qui le porte au suicide. Il se jette dans une rivière. On parvient à l'en retirer et à le sauver. On le soumet à une surveillance sévère; mais il trouve le moyen de s'échapper, et court se précipiter dans les flots.

Un de ses camarades l'ayant suivi, le couche en joue, et le menace de le tuer d'un coup de fusil, s'il ne revient à l'instant sur ses pas.

Le soldat, saisi de peur, et honteux de recevoir la mort comme un criminel, renonce an dessein de se noyer. Il se soumet au traite‐ ment auquel on l'assujétit ; et il guérit enfin de sa mélancolie et du malheureux amour qui l'avoit occasionnée.

M. *Pinel*, que nous ne saurions trop citer, nous fournit l'observation suivante : Un homme de lettres, sujet à des excès de table, et guéri depuis peu d'une fièvre tierce, éprouve, vers l'automne, toutes les horreurs du penchant au suicide, et souvent il balance, avec un calme effrayant, le choix de divers moyens propres à se donner la mort. Un voyage qu'il fait à Londres semble dévelop‐ per, avec un nouveau degré d'énergie, sa mélancolie profonde, et la résolution iné‐ branlable d'abréger le terme de sa vie. Il choisit une heure très‐avancée de la nuit, et se rend sur un des ponts de la Tamise ; mais au moment de son arrivée, des voleurs l'at‐ taquent pour lui enlever toutes ses ressources, qui étoient très‐modiques ou presque nulles ; il s'indigne, il fait des efforts extrêmes pour s'arracher de leurs mains, non sans éprouver la frayeur la plus vive et le plus grand trouble. Le combat cesse, et il produit à l'instant une sorte de révolution dans l'esprit du mélancolique ; il oublie le but primitif de sa course, revient chez lui dans le même état de détresse qu'auparavant, mais entièrement exempt de ses projets sinistres de suicide. Sa guérison a été si complète que, résidant à Paris depuis dix ans, et souvent réduit à des moyens précaires d'existence, il n'a plus éprouvé le moindre dégoût de la vie. C'est une vésanie mélancolique, qui a cédé à l'impression de terreur produite par une attaque imprévue. (Traité médico - philosophique sur l'aliénation mentale, 2ᵉ édit. Paris, 1809, pag. 351 et 352.)

Sylva , médecin distingué , dont *Voltaire* a dit :

Il sait l'art de guérir autant que l'art de plaire.

fut appelé un jour auprès d'une jeune dame, affectée d'une profonde mélancolie, qui avoit résisté à tous les remèdes. Il conseilla à la malade d'aller aux spectacles gais, comiques, bouffons. Elle commença par ce qu'on appeloit alors le *Théâtre Italien* , où un acteur fameux attiroit la meilleure compagnie de

Paris. Les bouffonneries de *Dominique* la firent tant rire qu'elle eut sur-le-champ d'abondantes évacuations. Il se fit dans son organisation des changemens tels qu'elle guérit parfaitement.

Je pourrois multiplier les faits de ce genre.

On est parvenu quelquefois à dissiper l'illusion bizarre des mélancoliques, en employant des moyens ingénieux. *Melancholici si arte curari non possunt*, dit Zacutus Lusitanus, *industriâ et fallaciis opus est, quibus sanari experientia confirmat.*

Alexandre de Tralles, ayant été appelé chez une dame qui croyoit avoir avalé un serpent, la guérit en la faisant vomir, et jetant aussitôt dans le vase un serpent qu'il tenoit tout prêt.

Un écolier s'imagina que le volume de son nez augmentoit considérablement. Il n'osa plus remuer dans la crainte de heurter, à chaque pas, contre tout ce qui s'offroit à ses yeux. Tous les raisonnemens furent employés sans aucun succès.

On désespéroit de sa guérison, lorsqu'un médecin fort habile s'avisa de mettre en usage un de ces stratagèmes dont la réussite n'est pas toujours assurée. En lui serrant forte-ment le nez, il coupa un morceau de chair qu'il tenoit dans la main, le lui présenta, et parvint à lui persuader que c'étoit une partie de son nez.

Zacutus Lusitanus rapporte l'histoire d'un de ses compatriotes, jeune homme d'une fa-mille distinguée, poursuivi par l'idée que Dieu ne vouloit pas lui pardonner ses pé-chés. La société de quelques femmes aimables et enjouées, ainsi que tous les secours mo-raux et physiques ne pouvant calmer l'effer-vescence de son imagination, on consulta plusieurs médecins, qui, après de mûres ré-flexions, décidèrent qu'un seul moyen pour-roit le guérir : on fit introduire, dans son appartement, un homme qui lui apparut, au milieu de la nuit, sous la forme d'un ange, tenant dans la main droite un glaive, et dans la gauche un flambeau allumé. L'ange l'ap-pela trois fois par son nom, et lui annonça, au nom de Dieu, que ses péchés lui étoient remis.

L'artifice réussit : le malade quitta brusquement son lit, courut embrasser ses parens, et leur raconta l'événement qui venoit de se passer. Depuis, il n'éprouva plus aucune atteinte d'aliénation.

Un mélancolique s'imaginoit avoir eu la tête amputée par les ordres d'un tyran. Le médecin *Philodote*, pour l'engager à croire le contraire, fit faire un bonnet de plomb qu'il lui ordonna de porter, et dont la pesanteur extrême servit à le persuader qu'il n'avoit point perdu sa tête.

Aëtius, Alexandre de Tralles, Horstius, Forestus, réussirent complétement dans des cas semblables.

M. ***, âgé de trente-six ans, d'un tempérament mélancolique, excessivement attaché à l'étude, et sujet à des accès de tristesse sans cause, passoit quelquefois des nuits entières sur ses livres, et alors il étoit extrêmement sobre, ne buvoit que de l'eau, et se privoit de toute nourriture animale.

Ses amis lui représentèrent en vain le tort qu'il feroit à sa santé; et sa gouvernante, insistant fortement pour qu'il suivît un régime différent, lui fit, par ses pressantes instances;

naître l'idée qu'elle en vouloit à sa vie. Il alla
jusqu'à se persuader qu'elle avoit formé le
plan de le faire mourir par des chemises em-
poisonnées, à l'influence desquelles il attribuoit déjà ses prétendues souffrances.

Rien ne pouvant le dissuader de cette idée
sinistre, on prit enfin le parti de paroître y
adhérer. On soumit une chemise suspecte à
une suite d'expériences chimiques, faites en
sa présence avec beaucoup de formalités, et
dont on arrangea le résultat de manière à
prouver la vérité de ses soupçons : on fit subir
à la gouvernante un interrogatoire, qui,
malgré ses protestations, pût la faire paroître
coupable. On obtint contre elle un prétendu
mandat d'arrêt, qu'on fit exécuter en présence du malade par des soi-disans officiers
de justice, qui firent semblant de l'emmener
en prison; après quoi l'on fit une consulta-
tion en forme, dans laquelle plusieurs médecins réunis insistèrent sur la nécessité de
divers antidotes, qui, administrés pendant
quelques semaines de suite, persuadèrent
enfin le malade de sa guérison. On lui près-
crivit alors un régime et un mode de vivre

qui l'ont garanti de toute rechute. (*Practical observations on insanity*, *by* Mason Cox, London, 1813. — Biblioth. Britann., t. 31 de la Sect. des Sciences et Arts.)

Les avantages de l'isolement ont été reconnus par les médecins de tous les temps et de tous les pays. MM. *Pinel*, *Mason Cox*, *Esquirol* et *John Haslam*, ont écrit ce que nous possédons de plus parfait sur cette matière. En parcourant leurs ouvrages, on apprendra que les aliénés de toutes les espèces guérissent rarement au sein de leurs familles.

L'isolement peut avoir lieu de deux manières.

Tantôt le malade, séparé de ses parens, de ses amis, de ses connoissances, est placé dans une maison choisie exprès pour son usage, où il se trouve seul. Les personnes à qui il est confié le soignent sous la direction de son médécin, qui prescrit le traitement et le régime convenables.

Ce mode de traitement ne peut être que très-dispendieux.

Tantôt le fou est mis dans une maison publique ou particulière, établie et disposée pour garder et traiter les aliénés.

J'ai parcouru plusieurs de cés maisons :
mon âme a été flétrie. J'ai éprouvé le sentiment.
le plus pénible , en voyant la froide indifférence que l'on montroit pour des êtres d'autant plus dignes de compassion que beaucoup
d'entr'eux sont les victimes des passions les .
plus honorables.

L'amour le plus ardent, l'amitié la plus
sublime , la tendresse maternelle la plus
touchante , la plus noble ambition de la
vraie gloire , telles sont les causes qui ont
souvent conduit des infortunés dans ces
asiles de douleur où ils sont plus mal que les
criminels.

En effet, on a bâti de beaux édifices pour
des hommes que leurs forfaits font séques-
trer de la société, et les aliénés qui ont besoin de respirer un bon air et d'être tenus
proprement, sont rélégués dans des endroits
très-malsains.

Dans toute la France, Paris et quelques
grandes villes exceptés, les fous sont traités
de la manière la plus révoltante.

Il est une ville de la Provence , près des
frontières du Piémont, où on les enferme

dans un cachot noir, humide et infect, au
rez-de-chaussée, et donnant sur la rue. La
fenêtre n'ayant pour toute fermeture que des
barreaux de fer, ces malheureux sont également exposés aux intempéries de l'air, et
aux inhumaines railleries des passans. Les
enfans du peuple surtout les insultent, les
tourmentent, s'amusent, avec une sorte de
barbarie, de leur colère, et aggravent ainsi
l'état de ces infortunés. On ne leur administre aucun remède curatif; on les nourrit
fort mal; on ne leur donne point de linge.
Ils n'ont, pour se coucher, que de la mau-
vaise et vieille paille. Quelquefois la vermine
les dévore !

Tel est l'affreux spectacle qui s'est offert à
ma vue! Sans doute, un jour l'humanité
fera entendre sa bienfaisante voix en faveur
de ces êtres, qu'un traitement convenable,
et les soins dus à tout individu souffrant,
pourroient rendre à la raison et à la société !

Il existe, nous l'avons déjà dit, des établissemens où les aliénés reçoivent des soins
et des secours; mais le traitement moral,
qui a tant d'influence sur ce genre de maladie, est généralement négligé.

Cette importante observation a frappé M. le docteur *Esquirol*. Il en a fait l'objet de ses recherches et de ses méditations.

Elève et ami de M. le professeur *Pinel*, dont il seconde les utiles travaux à la Salpê-trière, il a fondé, depuis dix-sept ans, un établissement pour le traitement de l'aliéna-tion mentale.

Cette maison a été visitée par les plus sa-vans médecins de l'Europe. Plusieurs d'en-tr'eux, MM. *Joseph Frank*, *Maximilien Andrée*, et le nosographe *Vogel*, en ont rendu un compte honorable en rentrant dans leur patrie.

M. le docteur *Esquirol* ayant visité lui-même presque tous les hospices de France, et acquis des données précieuses et comparatives sur les hospices étrangers, personne mieux que lui ne pouvoit nous enrichir d'un tra-vail complet sur l'état des aliénés en France, proposer des vues générales et pratiques sur la construction d'un hospice d'aliénés, et tracer les principes de direction les plus utiles au succès d'un pareil établissement.

Ce travail, annoncé depuis long-temps

dans l'article *Folie*, du Dictionnaire des Sciences médicales, va être livré à l'impression. Nous en avons lu un grand nombre de fragmens, et nous avons vu le plan de l'hospice qu'il propose d'après ce qu'il a recueilli des étrangers, ce qu'il a vu dans les établissemens français, et ce qu'il a appris, par sa propre expérience, dans le sien, et à l'hospice de la Salpêtrière.

Il termine son travail en réclamant une organisation générale des maisons d'aliénés en France. Puissent ses vœux être favorablement accueillis par un gouvernement paternel, sans cesse occupé des moyens d'adoucir les maux des infortunés !

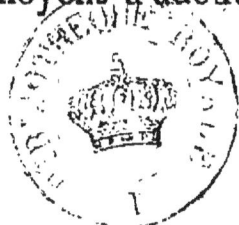

FIN,

www.ingramcontent.com/pod-product-compliance
Lightning Source LLC
Chambersburg PA
CBHW060546210326
41519CB00014B/3372